臨床検査学実習書シリーズ

一般検査学
実習書

監修 一般社団法人
日本臨床検査学教育協議会

編 市村輝義
辰喜亮介

医歯薬出版株式会社

『臨床検査学実習書シリーズ』の発行にあたって

　臨床検査技師教育は昭和46年（1971年）にその制度が制定されて以来，本年で37年目を迎えた．また衛生検査技師教育を含めると約半世紀がたとうとしている．その間に臨床検査学の教育内容も充実し，確立したものとなった．今から約8年前の平成12年（2000年）に臨床検査技師学校養成所指定規則の改正が行われ，カリキュラムが大綱化された．それは科学技術の発展に即応した先端技術教育の実践や，医療人として豊かな人間性と高い倫理性をもつ人材の育成，そして総合的なものの考え方や広い視野の下で，医療ばかりではなく，予防医学・健康科学・食品衛生・環境検査などにも対応できる教育の充実を目標として改正されたものだった．時代の変遷とともに求められる臨床検査技師というものが変化し，技術主体から問題解決能力をもつ臨床検査技師の育成が求められるようになった．しかし，いくら自動化や機械化が進んだとしても臨床検査技師の養成に技術教育をお座なりにしてよいものではない．卒前教育において十分な基礎技術を身につけ，現場においてどんな場面においても的確に対応できる人材が必要となる．

　有限責任中間法人日本臨床検査学教育協議会は平成18年（2006年）の法人化に伴い事業の一環として実習書の発行を企画した．その目的は，現在，標準となる臨床検査学の実習書がないこと，そして実習内容は各養成施設独自に定められており卒前教育として必要な技術が明確になっていないことなどがあげられる．それに加え，学内実習の標準化がなされれば臨地実習の内容統一にもつながってくることが期待される．このようなことからも実習書の作成は急務なものであった．医歯薬出版株式会社の協力の下，この『臨床検査学実習書シリーズ』が発行されることは，今後の臨床検査技師教育の発展に大きな足跡を残すことになると編者一同自負している．

　編者は日本臨床検査学教育協議会の理事を担当されている先生に，そして執筆者は現在，教育に携わっている先生方を中心にお願いした．いずれも各専門科目において活躍し，成果を上げられている方がたである．

　利用するであろう臨床検査技師養成施設の学生は，本書を十分に活用し，臨床検査技師として必要な技術を身につけていただき，将来社会で大いに活躍することを願うものである．

2008年8月

　　　有限責任中間法人（現・一般社団法人）日本臨床検査学教育協議会・理事長

　　　　　　　　三村　邦裕

序文

　尿検査(urinalysis)は，"医療の父"と呼ばれるヒポクラテス(Hippocrates, BC460～377？)の時代より行われ，『金言集（Aphorisms)』のなかで400カ所近く記載されるほど尿の観察が重視されていた．また，中世ヨーロッパでは，ウロスコピスト（uroscopist）という尿を観て病気の診断を下す専門職種があり，南欧のサレルノでは尿検査を行うマトゥラ（matula，観察のためのフラスコ型尿瓶）が医師のシンボルとして使われていた．それほどに，医療における尿検査の歴史は古い．臨床検査の歴史のなかでも，一般検査は最も歴史があり，第二次世界大戦以前から70年ものロングセラーを続ける臨床検査実践のバイブル的存在である金井泉原著『臨床検査法提要』〔1941（昭和16）年初版〕の尿検査法を中心とした一般検査法の占める記述割合が，歴史をさかのぼるほど多いことでも容易に想像できる．

　臨床検査技師教育カリキュラムの改正ごとに，一般検査の位置づけについて検討される．他の専門科目に比べ，基礎となる学問の体系がないからである．対象となるのは，大部分が尿検査で，それ以外に血液を除く体液の化学的分析，さらにそれらの形態学的な観察が含まれる．臨床的には初期の病態把握のためのスクリーニング検査として定着している．

　本書では，主な検体範囲を臨床の場で多用される尿・糞便・脳脊髄液とし，糞便検査のなかに寄生虫検査の一部を含めた．学内実習は，1単位（45時間）とし，1回の実習の実習時間を4時間（半日），11～12回の設定とした．また臨地実習は，多少の検査の実践を含め3日間終日の実習を想定した．尿検査は，臨床検査技師なら誰もがすぐに正しく行うことが求められる検査である．臨地実習で少しでも臨場感を体験できればありがたい．この科目は前述のように専門科目として確立することがむずかしく，専任教員のなかでも専門に担当する教員が意外に少ない．そこで，臨地実習で教育を担当していただいている技師の方がたにも執筆をお願いした．検査現場をふまえた実習書として臨地実習でも利用できよう．

　統合された臨床検査学の教育のためには，その目的を明確にした臨床検査技師教育の構築が必要である．最終的な目標として「医療に役立つ臨床検査技師」を目指した教育でなければならない．今般，一般社団法人日本臨床検査学教育協議会（臨床検査技師教育を行う学校が集まる協議会）が企画した『臨床検査学実習書シリーズ』は，その最も基盤である検査技師としての基礎技術の総整理として大きな意味がある．この一端を担当できたことを嬉しく思う．

2011年4月

編者・著者を代表して　市村　輝義

臨床検査学
実習書シリーズ
**一般検査学
実習書**

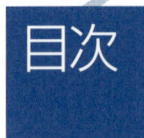

『臨床検査学実習書シリーズ』の発行にあたって　iii

序文　v

カラー口絵　ix

＜*印を付した項目はアドバンスコース＞

I — 一般検査実習の目標　1
1　一般検査実習の一般目標と到達目標　2
1 "一般検査"の範囲　2
2 一般検査実習の一般目標（GIO）　3
3 各検査の到達目標（SBO）　3

II — 一般検査に必要な基礎技能　5
1　測定物質の定性概念　6
2　判定基準の概念　8
3　検体採取と扱い方　10

III — 一般検査法　13
1　尿　14
1 尿の取り扱い　14
2 尿の性状検査　16
3 尿定性試験紙法　22
4 尿定性試験管法　26
　　ビリルビン，ウロビリノゲンの測定*　30
5 尿沈渣検査　33
　　染色法*　49
　　偏光顕微鏡*　50
6 腎機能の一般検査（尿濃縮試験，尿希釈試験）　51
7 OTC（一般用医薬品・検査薬）と POCT（臨床現場即時検査）　55

2　脳脊髄液（髄液）　57
1 検体の採取法と取り扱い　58
2 化学的検査　61
3 細胞学的検査　63

3　糞便　　68

1　便の一般的性状と検査法　69
2　便潜血検査　70
3　吸収検査　71
　A．便中脂肪の検出（脂肪染色）　71
　B．便中 α_1-アンチトリプシン（α_1-AT）の検出　71
4　寄生虫検査　73
　A．虫卵検出法　74
　B．培養法*　77
　C．虫卵検出（線虫類，吸虫類，条虫類）　78
　D．原虫検出（栄養型，オーシスト，シスト）*　78
　E．幼虫，成虫体*　84

4　その他の体液*　　86

1　胸水，腹水，心嚢水　86
2　関節液　87
3　気管支肺胞洗浄液　88
4　腹膜灌流液　88
5　精液　89

IV　実習計画モデル　　93

1　学内実習　　94
1　標準モデル　94
2　アドバンスコース　96

2　臨地（病院）実習　　99
1　標準モデル　99
2　アドバンスコース　101

カラー口絵

1 尿の色調

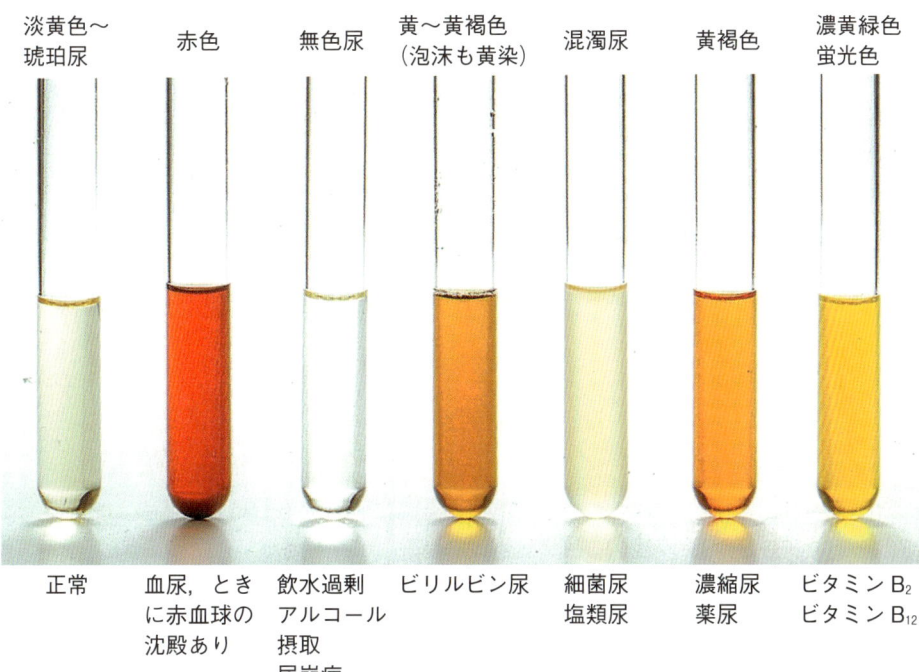

2 スルホサリチル酸法の判定

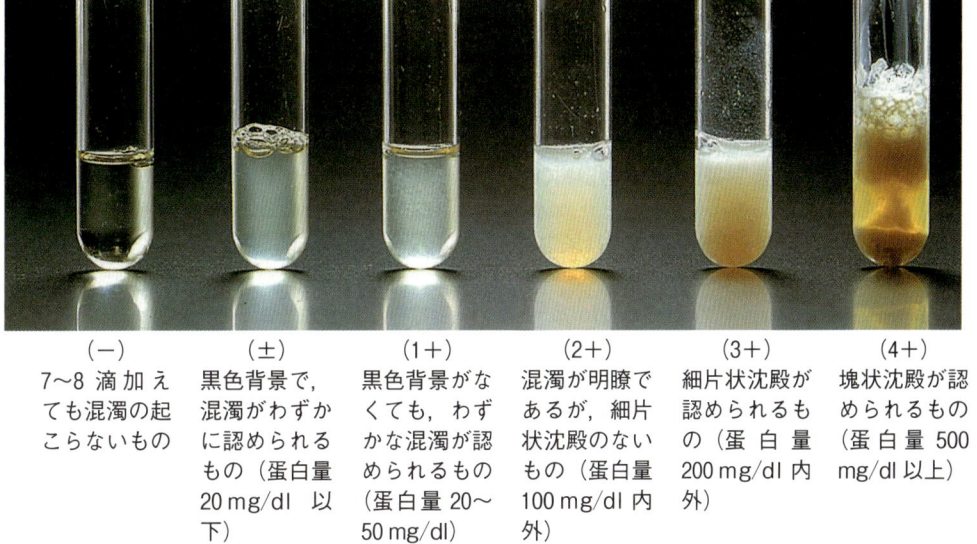

3 ベネディクト法の判定

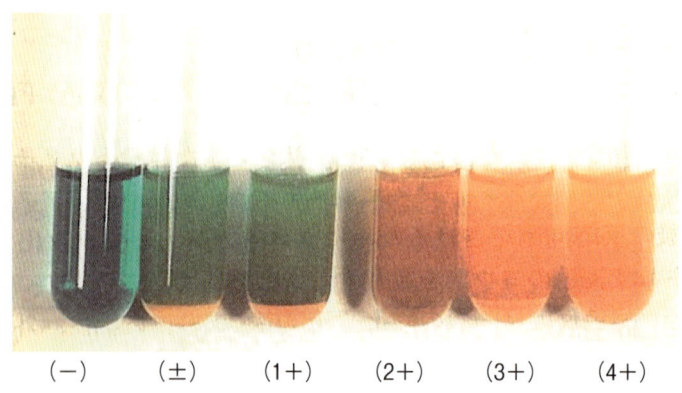

(−)　(±)　(1+)　(2+)　(3+)　(4+)

4 ランゲ法（陽性結果）
境界部に紫紅色の輪環がみられれば陽性

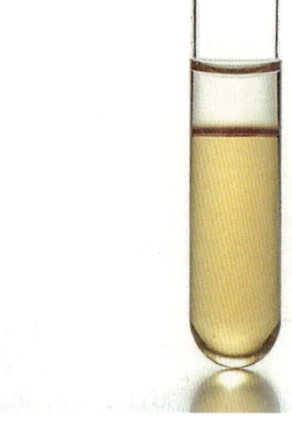

5 ロザン法（陽性結果）
境界部に緑色の輪環がみられれば陽性

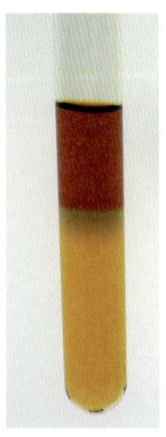

6 ハリソン法（陽性結果）
青色〜緑色になれば陽性

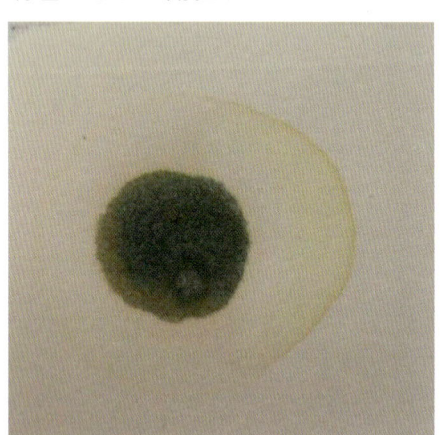

7～56　各種尿沈査成分

7　赤血球

8　赤血球（膨化状）

9　赤血球（金平糖状）

10　糸球体型赤血球（変形赤血球）

11　白血球

12　大食細胞

13　尿細管上皮細胞

14　尿路上皮細胞（移行上皮細胞）

15　円柱上皮細胞

16　扁平上皮細胞（表層型）

17　扁平上皮細胞（中層型～深層型）

18　卵円形脂肪体

19　細胞質内封入体細胞

20　核内封入体細胞

21　硝子円柱

263-01043

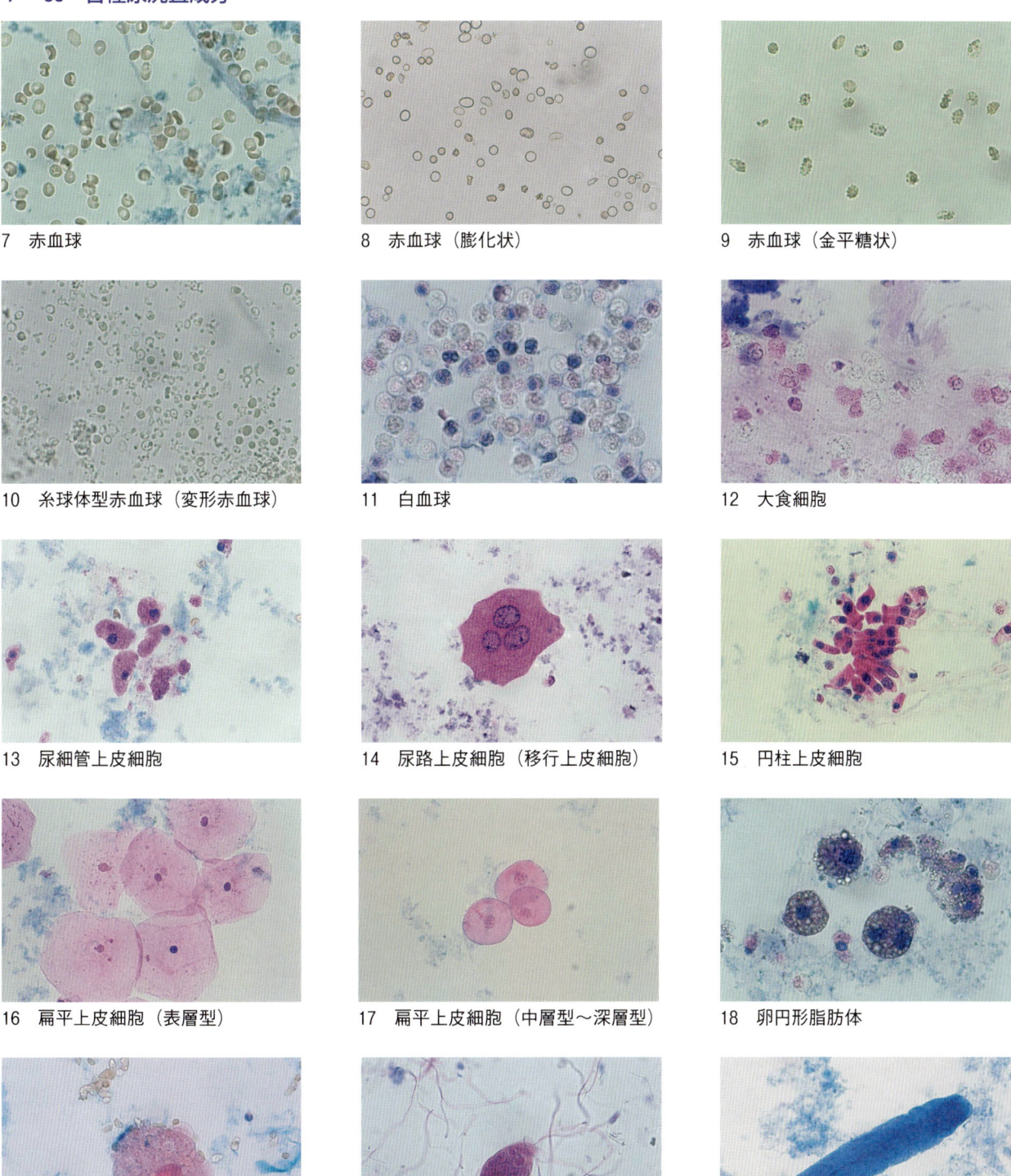

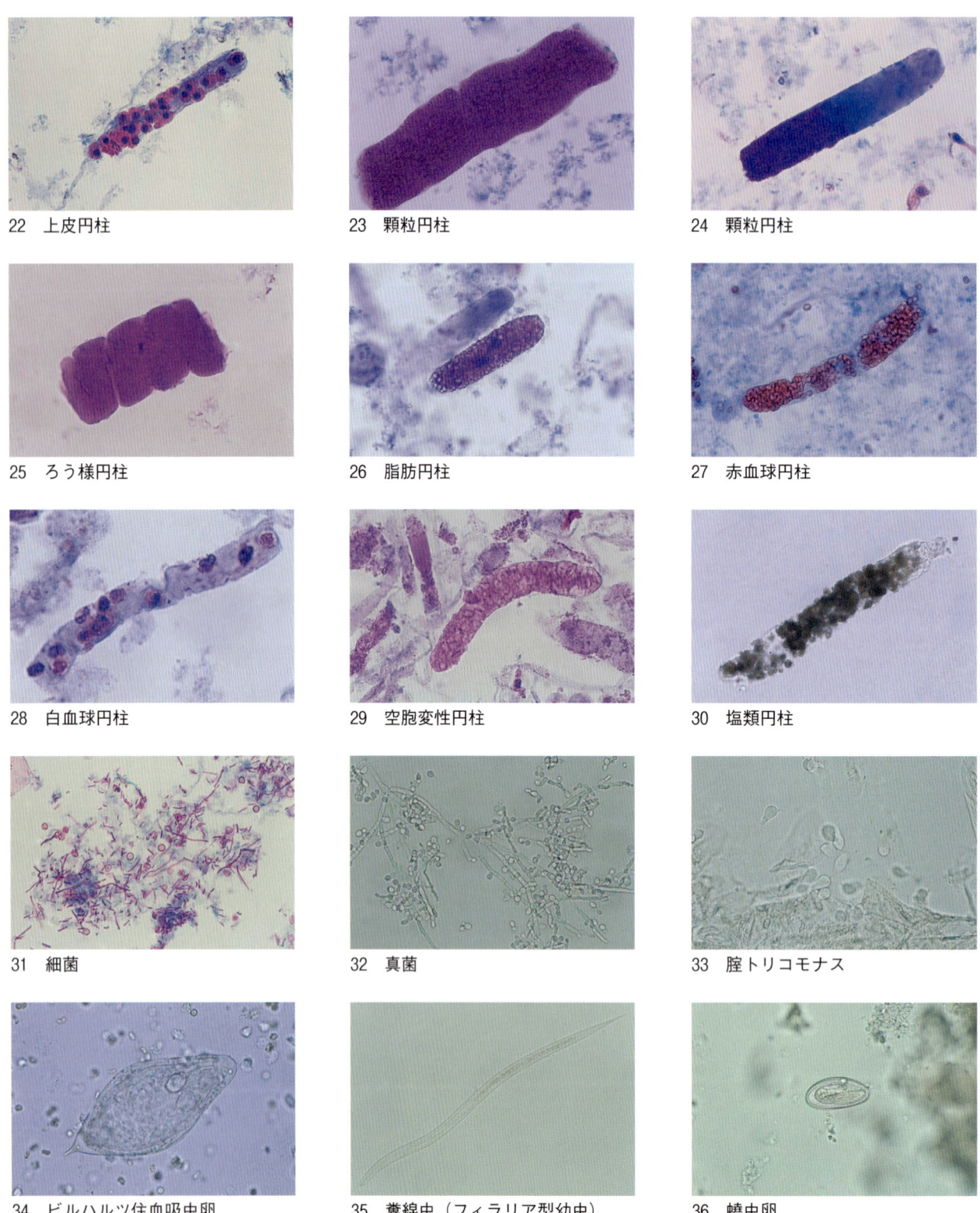

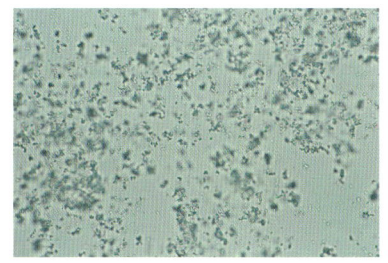
37 リン酸塩

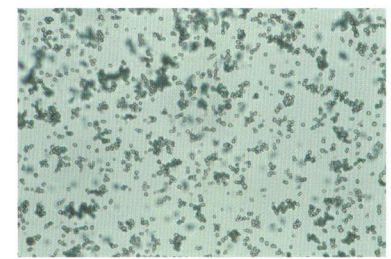
38 尿酸塩

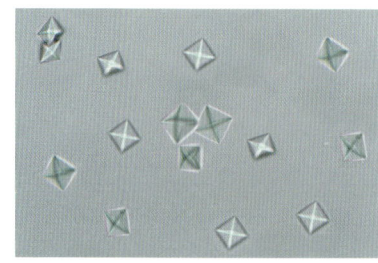
39 シュウ酸カルシウム結晶

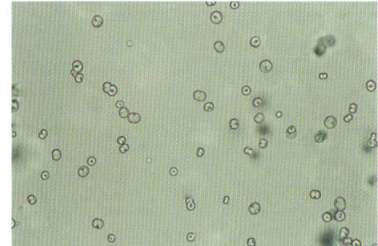
40 シュウ酸カルシウム結晶（楕円形，ビスケット状）

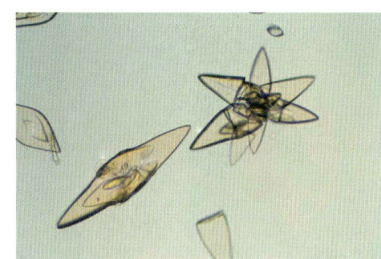
41 尿酸結晶

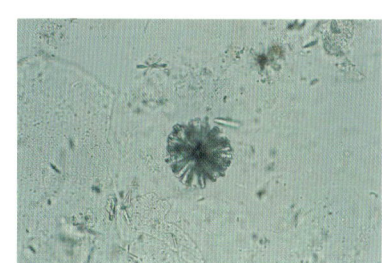
42 リン酸カルシウム結晶

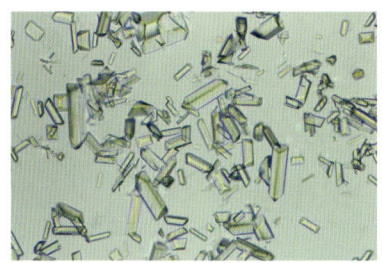
43 リン酸アンモニウムマグネシウム結晶

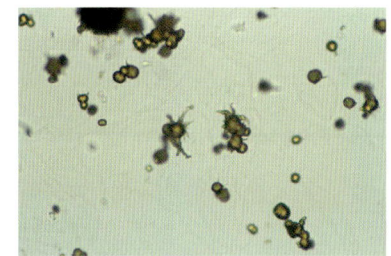
44 尿酸アンモニウム結晶

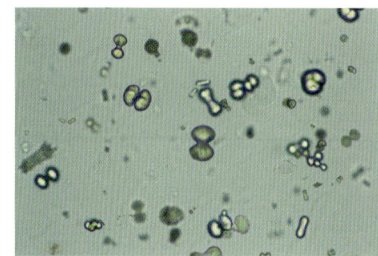
45 炭酸カルシウム結晶

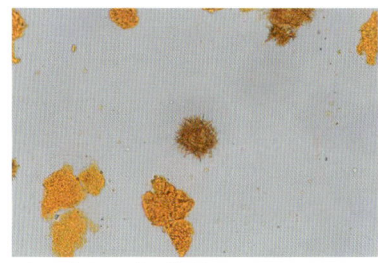
46 ビリルビン結晶

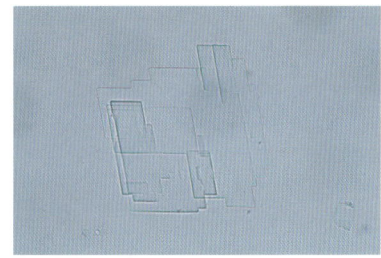
47 コレステロール結晶

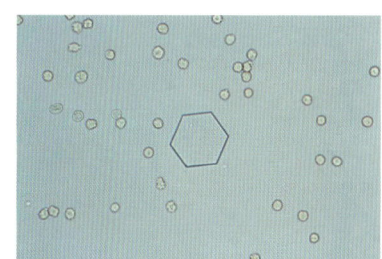
48 シスチン結晶

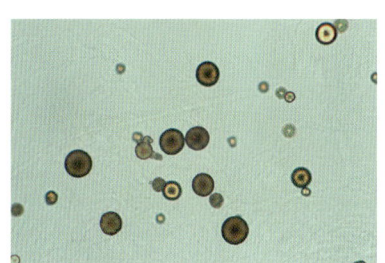
49 2,8-ジヒドロキシアデニン結晶

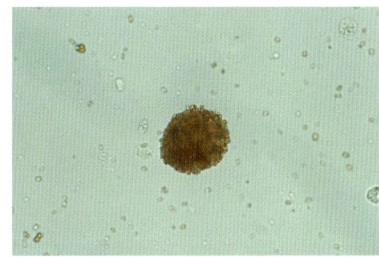
50 ヘモジデリン顆粒

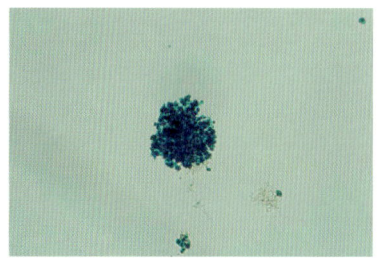
51 ヘモジデリン顆粒（鉄染色）

xiii

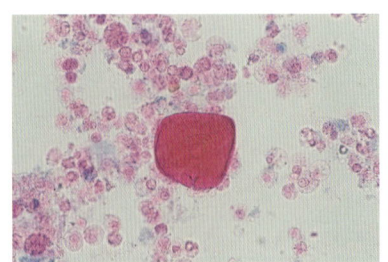
52 混入物（精液成分）

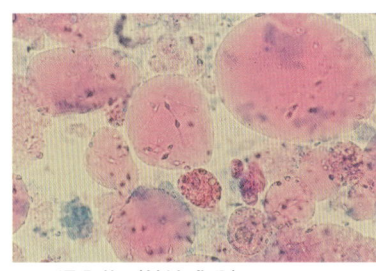
53 混入物（精液成分）

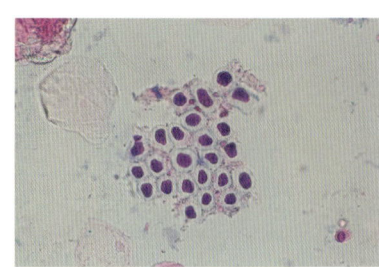
54 混入物（糞便）

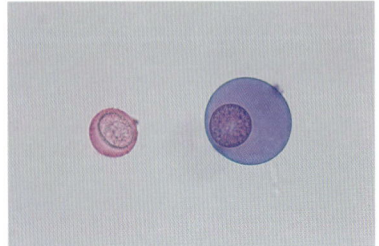
55 混入物（スギ花粉）

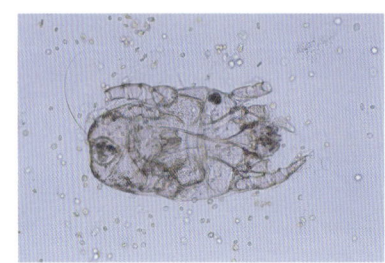
56 混入物（ダニ）

57 髄液の色調

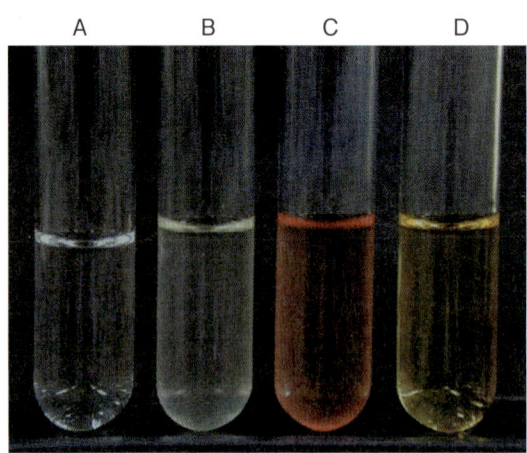

A：正常
B：白濁
C：血性髄液
D：キサントクロミー

58 サムソン染色による計算盤での細胞形態

単核球			多核球
リンパ球	単球	組織球	好中球
8〜10 μm	15〜17 μm	16〜25 μm	12〜14 μm
類円形の核．リング状の狭い細胞質	切れ込みのある核．細胞質はフクシン色素を取り込み赤桃色を呈する	小型核，ときに多核．泡沫状の細胞質はフクシンに淡染	多核だが重なって球状に見えるものがあるので注意．細胞質は不整形で染色されない

（『髄液検査法 2000』より，改変）

59 髄液細胞所見と疾患

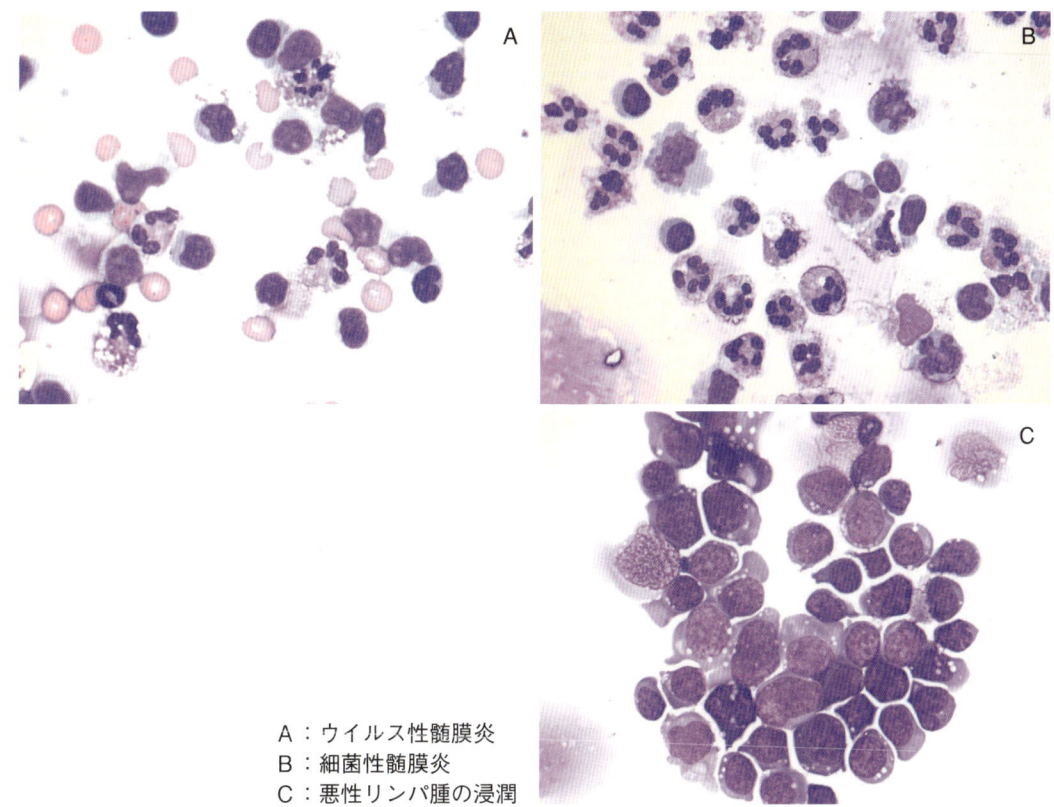

A：ウイルス性髄膜炎
B：細菌性髄膜炎
C：悪性リンパ腫の浸潤

60 虫卵など

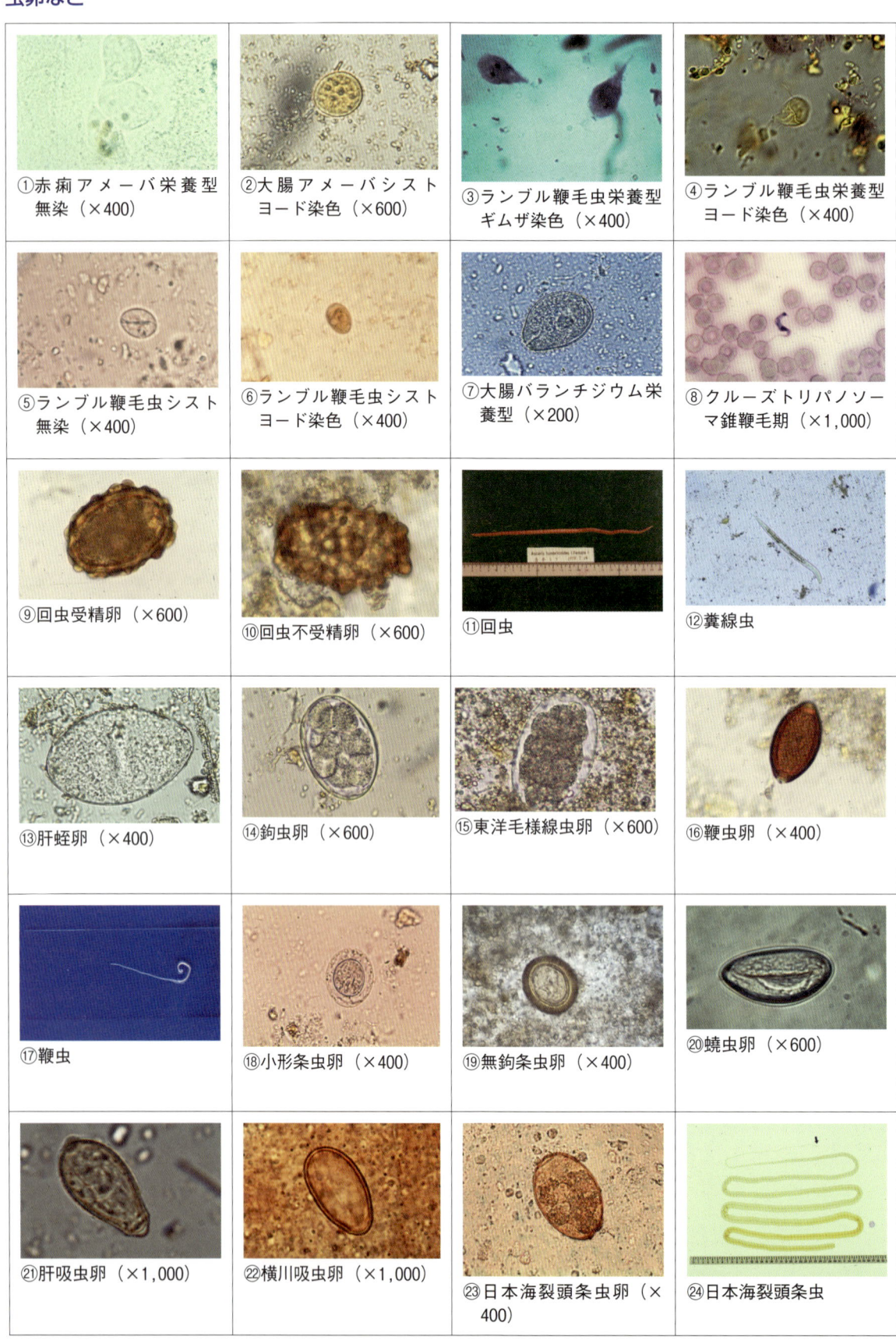

I 一般検査実習の目標

1 一般検査実習の一般目標と到達目標

I 一般検査実習の目標

1 "一般検査"の範囲

一般検査の位置づけと重要性

第2次世界大戦後，臨床検査（衛生検査）の代表的な検査は一般検査であり，尿検査・糞便検査がその大部分を占めていた．多くは医師・看護師や助手の仕事であった．アメリカ医学が徐々に普及するにつれて，この分野は生化学的検査，微生物学的検査，血清学（免疫学）的検査，血液学的検査などに分化し独立した．このような分化する過程で，どこにも属しにくい生物学的検査が一塊になるとともに，ベッドサイドや診察前に素早くできるスクリーニング検査が組み合わさり，現在の一般検査の範囲と概念ができ上がった．

一般検査の重要性は，前述のようにスクリーニング検査として，ベッドサイドや診察前に素早くできることである．簡易検査法として試験紙法はたいへん重要であり，学校検診，幼児検診や職場検診にも広く用いられている．OCT試薬として薬局・薬店でも市販されるようになってきている．

また，診察前の検査として，迅速に実施され，専門検査に先駆けて行われる基本的な臨床検査であり，的確な診断や治療のスタートとして重要である．

一般検査の範囲

対象検体として一般検査は，尿，糞便，脳脊髄液，胃・十二指腸液，穿刺液，精液などの定性・定量検査と，尿沈渣，寄生虫，細胞数などの顕微鏡的検査に大別される．このように多種多様の検体を対象にするため，検査の内容によっては，専門検査分野で実施されることもあり，一般検査の範囲は特定しがたく，この科目が独立した専門科目として独り立ちすることを困難にしている．この科目の明確な定義や学問体系が成立されていないのが現状である．

2 一般検査実習の一般目標（GIO）

①検体の採取，検査，保存の技術を知ることにより，検体の大切さ，重要性を認識する．＜技術＞
②各検査に必要な器具・機器の準備，操作など一連の検査技術を獲得する．＜技術＞
③各検査材料，各検査項目の実習の背景となる基礎的知識を知る．＜知識＞
④検査結果の解釈と疾患との関係を知る．＜知識＞
⑤スクリーニング検査としての一般検査を認識し，臨床検査の大切さを自覚する．＜情意＞
⑥臨床検査技師としての責任を実習を通して感じる．＜情意＞

3 各検査の到達目標（SBO）

各実習の最初に〔実習目標〕として記載する．

（市村輝義）

II

一般検査に必要な基礎技能

1 測定物質の定性概念

II 一般検査に必要な基礎技能

一般検査の検体となるさまざまな生体材料は，電解質，無機質をはじめ，単純な有機化合物から，元素や分子の構成が多様な高分子化合物，さらには結晶や結石それに細胞成分まで含む多成分系である．これら複雑で膨大な種類が入り交じったなかから，ある特定された物質や種類を分析し"あり・なし"を確定する「物理化学的検査」は，一般化学分析の分析手法や分析機器を基礎としている．また，顕微鏡的「形態学的検査」によって結晶類の分別や，生物・細胞の分類および虫卵検査もなされる．

定性検査の手順

<ステップ1>
①試料の性質を感覚（視覚，嗅覚，触覚など）により直接的に観察して，ある程度見定める．
②具体的には，尿や髄液，穿刺液などの一般性状（濁り，色調，臭気，泡立ちなど）の判定である．

<ステップ2>
①一般性状に基づいて，加熱，冷却，試薬の添加などの手法で物理化学的分析を行う．
②物理的，化学的条件を加えて，色，臭い，濁りの変化，融解，凝固沈殿，気化などの変化を識別する．

物質の確認（identification）精度を左右する基本要因

①反応生成物が固有の変化（characteristic）を示す．
②反応が特異的（specific）または選択的（selective）である．
③反応の検出感度が鋭敏（sensitive）である．

通常は，目的物質が単一の物理的，化学的変化を示すのはまれで，しかも，有機系物質は変質しやすく，3つの反応条件を同時に満たす分析方法は少ない．そこで，1つの物質の同定に検出原理が異なる複数の検査法を組み合わせ，それぞれの結果が一致することで目的物質種の定性（確認）精度を高めている．近年，免疫化学分析法や酵素化学的分析法などの，いわゆる生物化学的分析法の技術開発が進み，3条件すべてを満足する分析法に迫りつつあり，その代表例が尿中hCGの免疫クロマト法分析による妊娠検査薬で，この分析法は簡易

で精度が高く，OTC（over the counter）や POCT（point of care testing）などの検査に導入されている．

一般検査に必要な基礎技術

(1) 物理化学的検査
①水計類の種類と取り扱い，②比重測定と浸透圧測定，③天秤の秤量操作，④pH 測定（指示薬，比色測定，pH メータ），⑤汎用型遠心器の種類と操作．

(2) 顕微鏡形態学的検査
光学系顕微鏡のデフォルメされたデザインは臨床検査技師の紋章にされるほどで，構造理論の理解はもちろんのこと，正しい操作とミクロメータや細胞算定盤の扱いにも習熟しておかなければならない．

検討課題

尿試験紙の蛋白検査で陽性（＋）を示した．真の蛋白であるかないか確認のため検出原理の異なる2つの検査法と組み合わせ，尿中蛋白の"あり・なし"を確定する過程を考える．

（辰喜亮介）

2 判定基準の概念

分析検査法により結果は異なる

試料中の成分濃度はその含有量により微量成分と常量成分に分けられ，微量成分は痕跡成分（trace）ともいうが，定性分析法の検出感度（sensitivity）により任意に判定が定義されている．

目的物質が極微少量な場合に，ある検査法で陰性（−）であっても，分析化学的に検出感度の高い方法であれば陽性（＋）となりうる．結果的に検査成績が乖離してしまう．

判定基準は分析検査方法で決まるのではない

臨床検査全般についていえることであるが，一般検査成績の陽性と陰性の判定基準は，病態の識別と密接な関連を有する経験的な，臨床判断値（critical value）あるいはカットオフ値で決められる．すなわち，健常者の1日の尿中において"糖"をはじめ，"蛋白"，"ウロビリノゲン"など，多くの物質について排泄量の基準範囲が示されている（部分尿中でも物理化学的に「無ではない」と理解されるであろう）．

では，一般検査成績で健常者の尿中に蛋白や糖などがあるのに，陰性（−）とする根拠は何か．それは，体内代謝で生じる水分や老廃物の量に見合って，尿や糞便，あるいは汗などの分泌排泄量も変動して，生体成分の恒常性（homeostasis）が保たれているのであって，生理代謝上の範囲で考えられる量的変動の最大濃度（たとえば，随意尿の蛋白が30 mg/dl 未満）までなら，臨床的に意味をもたない量として，陰性（−）を示すような分析検出感度の検査方法にしてある．

ところが，例外はどこにでもあるように，ウロビリノゲンの場合は健常者の検査成績は（±）〜（1＋）で，陰性（−）としたらたいへんである．いささかややこしいが，実習を介してこの理由について理解を深める．

分析結果の情報化

一般検査は，試料中に特定された物質が"ある：陽性（＋），ない：陰性（−）"を確定判断することが主目的である．次いで，検査結果が陽性（＋）であった場合に，"半定量分析（semi quantitative analysis）"という概念を導入し，物質

の量を段階的（半定量）に"±，1+，2+，3+，4+"，および"少数，多数，無数"）などの文字表示法により情報化される．

この結果は，病気が軽いのか重いのか病態把握に併せて，次の段階の定量分析の条件を決めるうえでもきわめて大切である．

また，分析成分の確認は目視判定が基本とされるが，含量既知の濃度段階試料をつくり，反応方法に対する含量の目安を判定する訓練が必要で，場合によっては簡単な確認でも目視による個人差を避け，測定機器を仲介として判定精度を保証しなければならない．

JSCCL 勧告の判定基準

同じ検体なのに検査薬メーカによって判定結果が異なるようでは混乱を招くだけである．

日本臨床検査標準委員会（JSCCL）の尿試験紙検討委員会で，蛋白（1+）は 30 mg/dl，グルコース（1+）が 100 mg/dl，潜血反応（1+）で 0.16 mg/dl と提案し，検査薬メーカは濃度に合わせ検出感度を調整することで合意がなされた．

（辰喜亮介）

II 一般検査に必要な基礎技能

3 検体採取と扱い方

分析試料とサンプリング (sampling)

サンプリングとは，化学分析のための試料を採取し，これを分析に適するかたちに整える一連の過程をいう．分析の対象として取り出された物質の系を"試料"または"検体"と呼び，検体は対象全体を代表する性質をもたなければならない．

臨床検査のサンプリングで大切なことは，臨床病態を強く反映している検査材料の選択で，目安をつけた病気が最も強く異常を示す生体成分は，"血液"よりも"尿"のほうか，あるいは"髄液"がよいのかの判断である．検査材料の選択と採取は医師の手により行われ，検査技師が関知することではないと思ったら大きな間違いである．不適切なサンプリングは，どのような精度の高い検査成績であっても，臨床的意義において全く意味をなさないだけでなく，誤った病態スクリーニングの方向へ導きかねないので，臓器生化学や臨床病態についてしっかり学んでおきたい．

生体試料の特殊性

(1) 電解質，無機質，有機物質，高分子化合物，結晶や細胞などのほか，治療薬も含め多様である．特に有機系物質は変質しやすい（検体採取条件，検体の処置，検体の保存）．
(2) 生きていることは変化することで，厳密な意味では二度と同じ試料を得ることができない．特に，生理的変動要因として，①性・年齢による変動，②日内・日間・季節による変動，③飲食による変動，④運動の影響，⑤その他，生活習慣による違いなど，採取条件で著しい偏りが生じる項目などは，検体採取時の状況を聴き取り，記録しておく．

サンプリングと検査の精度保証

検査の精度保証をするにはサンプリングからかかわるのが原則であるが，一般検査の排泄物・分泌物（尿，便，喀痰，汗など）試料は，被検者（患者）に検体採取を依頼しているのであって，適正な採取条件でサンプリングを行ったかを知ることはむずかしい．おかしな検査成績や病態と乖離する場合などは，適正に採取された検体か（尿へ異物の人為的混入，喀痰と唾液の判別，便潜血の

便採取など）をチェックしなければならない．また，医師から提出される検体においても，導尿や髄液および穿刺液がドレナージからの採取か，あるいは髄液の採取部位などの確認を怠ってはならない．

検体の処置と検体の保存

一般検査は提出された検体を即時検査するのが原則で，普通は保存しない．やむをえず検査ができずに保存する場合は，①冷暗所保存（風通しのよい室内），②冷蔵庫（4℃），③フリーザ（−20℃または−80℃凍結保存），④防腐剤の使用，⑤安定化剤の添加など，これらの保存法から検査材料や検査目的に合わせて選択する．

（辰喜亮介）

III

一般検査法

III 一般検査法

1 尿

1 尿の取り扱い

採尿

早朝（起床）第一尿が最適であるが，外来患者などでは随時尿（早朝起床時以外に採尿した尿）を，1日排泄量を定量するときは24時間蓄尿を行う．また，採尿法により以下のように分類される．

①全尿：1回の排尿の初めから終わりまでのすべてを採尿
②初尿：排尿の初めの部分のみ採尿
③中間尿：排尿の最初と最後の部分を採尿せず中間の部分のみ採尿
④分杯尿：血尿などの検査で尿を2〜3に分割して採取する採尿（Thompsonの2杯試験など）

このうち，一般的な採尿方法で，多くの尿検査に適している**中間尿**が，よく用いられる．

保存

尿を放置すると尿中成分は分解，変性などで変化が生じやすい（**表Ⅲ-1**）ので，尿検査は採尿後ただちに行うのが原則であるが，保存が必要な場合は目的に応じて保存剤を添加する（**表Ⅲ-2**）．

表Ⅲ-1 放置による尿中成分の変化

検査項目	変化	原因
pH	アルカリ化	細菌増殖による尿素分解でアンモニアが発生
グルコース	減少	主に細菌による消費
ウロビリノゲン	減少	酸化によるウロビリン体への変化
ビリルビン	減少	酸化によるビリベルジンへの変化，および光線による分解
ケトン体	減少	揮発，および細菌による消費
沈渣成分	観察困難	pH，浸透圧変化による変性，および崩壊

表Ⅲ-2　尿検査のための保存法

目的	種類	方法・備考
尿沈渣	ホルマリン添加	尿100 ml に対して中性ホルマリンを約1 ml 添加し，冷暗所保存する
化学成分	冷蔵保存	冷却により塩類が析出する場合があるので，検査前に40℃くらいに加温してから用いる．24時間以上の保存では冷凍保存が必要
	トルエン添加	蓄尿ビンに1〜2 ml 入れ，蓄尿する
VMA, HVA など	塩酸添加	蓄尿ビンに6N 塩酸を約20 ml 入れ，蓄尿する

VMA：vanillylmandelic acid（バニリルマンデル酸）
HVA：homovanillic acid（ホモバニリン酸）

（水上紀美江）

2 尿の性状検査

実習目的

尿検査の基本となる尿の一般的性状を理解し，尿検体の取り扱いを習得する．

実習項目

①尿量の測定
②色調の観察
③混濁の鑑別
④臭気の確認
⑤尿比重の測定：浮秤法，屈折計法，比色法（試験紙法）
⑥pHの測定

実習目標

①尿量の測定意義を理解する．
②混濁尿の鑑別を実施し，混濁の原因を解析する．
③尿比重測定を行い，各測定法の注意点を理解する．
④尿検体を取り扱ううえでの注意点を考察する．

実習準備

<器具>

・ハルンカップ
・メスシリンダー
・バーナー
・試験管
・試験管ばさみ
・駒込ピペット
・尿比重計（またはウロスペック）
・屈折計
・pH試験紙（BTB, MR, BCG）

<試薬>

・3％酢酸
・10％塩酸
・10％水酸化カリウム（または水酸化ナトリウム）
・エタノール・エーテル混合液（2：1）

<検体>

各自，全尿を採尿し使用する．

操作法

■ 尿量の測定

健常成人男性の1日の尿量は1,000〜1,500 mlで、女性はそれより200〜300 ml少ない（**表Ⅲ-3**）。また、夜間はADHの分泌により排泄量が1/3〜1/4量に低下している。

排尿回数は1日4〜6回で、1回の排尿量は普通200〜400 mlである。頻尿とは尿量の増加がなくて排尿回数のみが増加するものである。

今回は1回排尿量をメスシリンダーで測定する。

表Ⅲ-3　尿量の異常

	尿量	原因
多尿（polyuria）	2,000 ml以上/日	糖尿病、尿崩症、萎縮腎など
乏尿（oliguria）	500 ml以下/日	急性腎炎、ネフローゼ症候群、心不全、高度の下痢・嘔吐・発汗など
無尿（anuria）	100 ml以下/日	腎炎・ネフローゼ症候群などの重篤な場合

■ 色調の観察

尿の色調は主として尿細管から分泌されるウロクロムによって淡黄色を示すが、尿の濃縮度合いや他の成分の排泄、混入で色調変化をもたらす（☞**カラー口絵1、表Ⅲ-4**）。

表Ⅲ-4　病的な色調変化

色調	原因
無色	多尿による希釈尿（糖尿病、尿崩症、萎縮腎などでみられる）
黄褐色	ビリルビン尿など（泡も黄染する）
赤〜赤褐色	血尿、ヘモグロビン尿、ミオグロビン尿
暗赤色	古い血尿、ポルフィリン尿（赤ぶどう酒色）
暗褐色	メトヘモグロビン尿、アルカプトン尿（アルカリ性で黒色化）
乳白色	乳び尿（フィラリア症などによる脂肪の混入）、膿尿

■ 混濁の鑑別

通常、尿は淡黄色透明であるが、混濁していた場合、尿を数ml試験管にとり、以下の操作でその原因を鑑別する（**図Ⅲ-1**）。

①加温：透明になれば尿酸塩が考えられる。

リン酸塩、炭酸塩が存在すると加温により透明尿が混濁することがあるので、加温で混濁消失がみられなかった場合と同様に、②の操作で確認する。

②3％酢酸を滴下：気泡（炭酸ガス）を出して透明になれば炭酸塩、ガスを出さずに透明になればリン酸塩が考えられる。

③10％塩酸を滴下：透明になればシュウ酸カルシウムが考えられる。

④10％水酸化カリウムを滴下：透明になれば尿酸塩（アルカリで溶解）、

図Ⅲ-1 尿混濁の鑑別

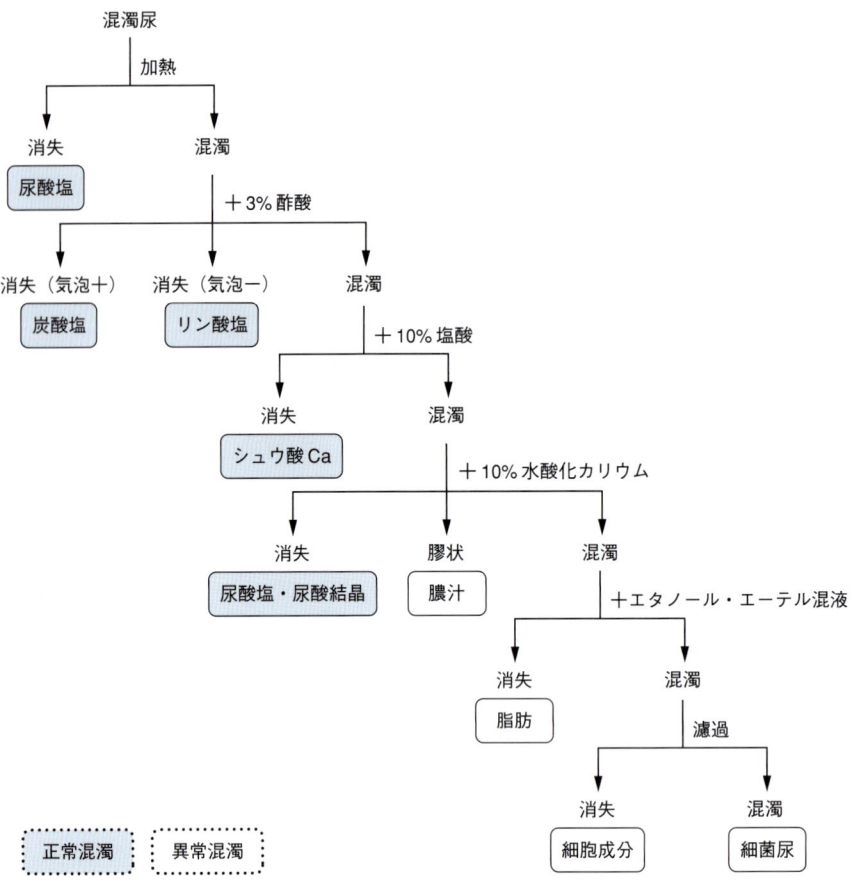

　　　膠状になれば膿汁が考えられる．
⑤エタノール・エーテル混液を滴下：透明になれば脂肪（乳び尿）が考えられる．
⑥濾過：透明になれば細胞成分（血球・上皮細胞），透明にならない場合は細菌尿が考えられる．

上記操作を行うのと同時に沈渣を鏡検し，混濁の鑑別を行う．

■ 臭気の確認

健常人の新鮮尿はわずかに特有な芳香臭があるだけであるが，飲食物や薬剤によっても特有な臭気を示す（**表Ⅲ-5**）．

表Ⅲ-5 臭気

状態	臭気
正常尿	わずかな芳香臭
放置尿，細菌尿	アンモニア臭（細菌が尿素を分解してアンモニアを発生させるため）
重症糖尿病尿	甘酸っぱいアセトン臭（ケトン体の大量排泄による）
メープルシロップ尿症	メープルシロップ様の芳香臭
フェニルケトン尿症	ネズミ尿臭（特有の強い芳香臭）

■ 尿比重の測定

健常人の1日平均尿比重は約1.015であるが，各時間帯によりその値は1.002〜1.045と変動が激しい．健常者の尿比重に影響する成分は主に尿素と食塩の濃度であるが，糖や蛋白などが病的に存在する場合も変動する．尿比重は各種測定法が用いられている．

＜浮秤法（尿比重計，ウロスペック）＞

浮秤に対する尿の浮力の大小により測定する．
① 尿を50 ml以上はいる円筒に入れる．
② これに尿比重計を浮かせて目盛りを読む．この際，液面が比重計に接する最上部の目盛りを読み取る（**図Ⅲ-2**）．

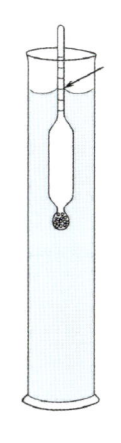

- 温度が15℃より高い，または低いとき，+3℃につき0.001加え，-3℃につき0.001減じる．
- 蛋白が含まれるとき，蛋白1 g/dlにつき0.003減じる．
- 糖が含まれるとき，糖1 g/dlにつき0.004減じる．

図Ⅲ-2　尿比重計の読み方[2]

＜屈折計法＞

尿屈折率と尿比重がほぼ相関することから求められる．
① 屈折計の試料面（**図Ⅲ-3**）に蒸留水を1〜2滴落とし，蓋をして接眼鏡をのぞき，明暗の境界線を尿比重1.000の目盛りに合わせる．

- 混濁の強い尿は境界線が不明瞭になるので，濾過や加温で透明化してから測定する．
- 基準温度（20℃）付近であれば温度補正の必要はないが，被検尿と蒸留水が同じ温度になったもので測定する．
- 蛋白が含まれるとき，蛋白1 g/dlにつき0.003減じる．
- 糖が含まれるとき，糖1 g/dlにつき0.004減じる．

図Ⅲ-3　ATAGO 屈折計

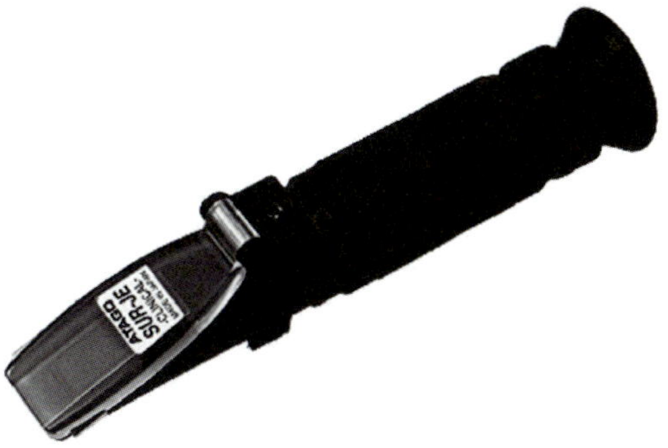

② 蓋を上げ，ガーゼなどで蒸留水を完全に拭き取る．
③ 被検尿を同様に1〜2滴落とし，蓋をして明暗の境界線の目盛りを読み取る（**図Ⅲ-4**）．この目盛りには基準ノモグラム（JSCPノモグ

ラム)(**表Ⅲ-6**)が用いられている．

図Ⅲ-4 屈折計の目盛り[2]

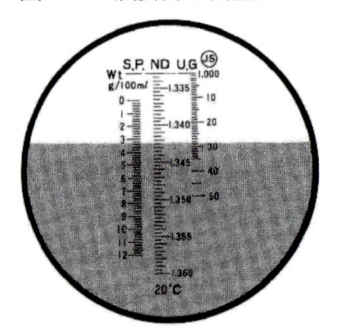

U.G.：尿比重，S.P.：血清蛋白，ND：屈折率

表Ⅲ-6 ノモグラム

比重	屈折率	比重	屈折率
1.000	1.3330	1.018	1.3390
1.001	1.3333	1.019	1.3393
1.002	1.3337	1.020	1.3396
1.003	1.3340	1.021	1.3400
1.004	1.3343	1.022	1.3403
1.005	1.3347	1.023	1.3406
1.006	1.3350	1.024	1.3410
1.007	1.3353	1.025	1.3413
1.008	1.3357	1.026	1.3416
1.009	1.3360	1.027	1.3420
1.010	1.3363	1.028	1.3423
1.011	1.3367	1.029	1.3426
1.012	1.3370	1.030	1.3430
1.013	1.3373	1.031	1.3433
1.014	1.3376	1.032	1.3436
1.015	1.3380	1.033	1.3440
1.016	1.3383	1.034	1.3443
1.017	1.3386	1.035	1.3446

(JSCPノモグラム)

＜比色法（試験紙法）＞

試験紙には高分子電解質とpH指示薬（BTB）と緩衝剤が含まれており，尿中陽イオンによって高分子電解質の-COOH基のH$^+$と置換しH$^+$が放出されることでpH指示薬の色調変化が起こることから比重を知ることができる．

■ pHの測定

健常者の尿pHは弱酸性（pH6.0くらい）であるが，恒常性が維持されている血液とは異なり，摂取した食物や運動などによっても影響を受け，pH4.5〜8.0の間を大きく変動する．

pHの臨床的意義は低いが，他の定性試験に影響を与えることが多いので確認が必要である（**表Ⅲ-7**）．

測定にはpH試験紙を用いる．

表Ⅲ-7 尿pHの意義と評価

pH		原因
酸性	代謝性アシドーシス	糖尿病（ケトン体の蓄積），尿毒症（酸排泄の低下），運動後
	呼吸性アシドーシス	肺換気能の低下による二酸化炭素の蓄積に対する代償作用
	食物	動物性食品の摂取による有機酸の増加
アルカリ性	代謝性アルカローシス	嘔吐，腎不全
	呼吸性アルカローシス	過換気による二酸化炭素の排泄亢進に対する代償作用
	食物	野菜，果物類のアルカリ性食品の過剰摂取

検討課題

<尿放置による影響>

①色調，臭気，比重，pHを測定後，24時間室温放置する．

②放置尿も同様に測定する．

<採尿時間帯（早朝・昼・夕方）による影響>

①早朝，昼食後，夕方に採尿する．

②それぞれの色調，比重，pHを測定する．

レポート課題

①尿色調と尿比重の関係について考察する．

②浮秤法，屈折計法，試験紙法による尿比重測定の比較と問題点を考察する．

③尿放置による性状への影響を考察する．

④採尿時間帯による性状への影響を考察する．

（水上紀美江）

3 尿定性試験紙法

実習目的
尿試験紙法を用いた測定上の注意点を理解し，正しい取り扱いを習得する．

実習項目
①尿試験紙の設定項目（pH，蛋白，糖，ケトン体，潜血，ウロビリン体，ビリルビンなど）を実施する．

実習目標
①尿試験紙を取り扱ううえでの注意点を理解する．
②尿試験紙法の判定を正しく行う．
③尿試験紙法の問題点を考察する．

実習準備

＜器具＞
・ハルンカップ
・尿試験紙[*1]

＜試薬＞
必要なし．

＜検体＞
各自，中間尿を採尿し使用する．膀胱内に少なくとも3時間貯留していた尿が望ましい．
また，検査前によく混和し，色調や混濁などの性状も観察しておく．

[*1] **尿試験紙保存法**：
・試験紙に含まれる酵素や色素は失活，変質が生じやすいので，湿気，光，熱を避けて保存しなければならない．ただし，冷蔵保存は湿気が発生しやすいので行わない．
・有効期限を守り，変色がみられる場合は用いない．
・湿気を避けるため容器の開閉は短時間にすませ，試薬部分に直接手を触れないようにする．

操作法
①よく攪拌した尿に試験紙を浸し，すみやかに引き上げる．尿中に長く浸すと，試薬が流出して正しい結果が得られないので注意する．
②試験紙についた余分な尿は，試験紙を取り出すときに容器の縁に当てて除く．
③各測定項目の規定時間反応後，色調表と比較し判定する．

測定項目
以下に各項目の測定原理を示す．

①pH
メチルレッドとブロムチモールブルー混合指示薬を用い，pH 5～9の範囲で赤橙色から青色に変化する[*2]．

②蛋白
pH指示薬であるブロムフェノールブルー系は，蛋白が存在すると，等電点よりも酸性側のpHでは＋に荷電した蛋白が指示薬の陰イオン

[*2]
・判定は1,000ルクス前後の明るい場所で行う．
・多項目試験紙では各反応部分の試薬流出による他の部分の汚染を避けるため，尿に浸したあとは水平に保持して判定する．

と結合することでさらに解離し，pH変化がなくても真のpHよりもアルカリ側に変化した色調を示す．この変化を"蛋白誤差"[*3]といい，緩衝液で尿pHを一定にしておくと，その変化は尿中蛋白濃度によって色調が変わるので半定量することができる（**図Ⅲ-5**）．

尿蛋白の判定結果は統一されており，（1+）は30 mg/dl未満，（2+）は30〜100 mg/dlとなっている．

図Ⅲ-5　pH指示薬の蛋白誤差反応

pH 検体	2	3	4
pH指示薬	黄	黄	青
pH指示薬 ＋ 蛋白質	黄	青	青

（3列目：蛋白誤差がみられるpH）

③糖

グルコースに特異的に反応するグルコース酸化酵素（glucose oxidase；GOD）を用い，生成する過酸化水素をペルオキシダーゼ（peroxidase；POD）で呈色させる反応を用いる（**図Ⅲ-6**）[*4]．

図Ⅲ-6　GOD・POD法の反応原理

$$\text{グルコース} + O_2 \xrightarrow{\text{GOD}} \text{グルコン酸} + H_2O_2$$
$$H_2O_2 + \text{色原体} \xrightarrow{\text{POD}} 2H_2O + \underline{\text{酸化型色原体}}\text{(発色)}$$

④ケトン体

アルカリ性下でニトロプルシドナトリウムと反応し，濃度に対応して白色から紫色に変化する[*5]．

⑤潜血

ヘモグロビン（Hb）がもつ偽ペルオキシダーゼ作用を検出する．試験紙に含まれる過酸化物（o-トリジンなど）がこの作用によって分解され，生じた活性酸素が色原体を酸化発色する（**図Ⅲ-7**）[*6]．

図Ⅲ-7　潜血反応の測定原理

$$\text{過酸化物} + \text{色原体} \xrightarrow{\text{HbのPOD様作用}} 2H_2O + \underline{\text{酸化型色原体}}\text{(発色)}$$

試験紙には溶血促進剤が含まれているため，赤血球が試験紙に接触すると試験紙上で溶血し，斑点状の呈色がみられ，ヘモグロビン尿では

[*3]
- 蛋白誤差反応はアルブミンが最も強く，グロブリン，ムコ蛋白，ベンスジョーンズ蛋白はアルブミンに比べて約1/5の反応性であるため，本法で（±）の場合，スルホサリチル酸法で再検する．
- 色調変化をみる方法なので混濁尿はそのまま検査できるが，着色尿や暗い照明の下では陰性を陽性と判定しやすい．
- pH8.0以上の強アルカリ尿では試験紙の緩衝能を超え，蛋白が存在しなくても単純に尿pHによって呈色してしまう偽陽性を示すことがある．
- pH2.0以下の酸性尿では試験紙の緩衝能を超え，蛋白が存在しても色調変化をみることができない偽陰性を示すことがある．
- 逆性石けん，ポリビニルピロリドンなどの薬物で偽陽性になることがある．

[*4]
- GODの反応はグルコースに対して特異的であるが，酸化還元反応であるPODによる発色はビタミンC，L-DOPA，ホモゲンチジン酸などの還元作用の強い物質が存在すると酸化が妨げられ偽陰性を示すことがある．
- 過酸化水素，次亜塩素酸，サラシ粉などの酸化剤の混入により偽陽性を示すことがある．
- GODの至適pH（6.0付近）を大きく外れる尿pHでは反応が起こりにくくなることがある．
- 冷却された尿ではGODの至適温度からずれるため反応が起こりにくくなることがある．

[*5]
この反応はケトン体のうちβ-ヒドロキシ酪酸とは反応しない．

[*6]
- グルコース測定と同様，還元性物質によって偽陰性，酸化剤によって偽陽性を示すことがある．
- ミオグロビンも同様に反応する．
- 尿沈渣赤血球の成績と一致しない場合がある．

均一な呈色を示す．

⑥ウロビリン体（ウロビリノゲン）

エールリッヒのアルデヒド反応を応用したものと，強酸性下でジアゾニウム化合物と反応し，カルミン紅色素などのアゾ色素を生成するジアゾ反応を応用したものがある．ウロビリノゲン"陰性"は判定できないので試験管法で確認する必要がある[*7]．

⑦ビリルビン

ビリルビンは酸性条件下でジアゾニウム塩とカップリング反応（図Ⅲ-8）を起こし，アゾ色素を形成することを用いている[*8]．

図Ⅲ-8 ジアゾ反応の原理[2)]

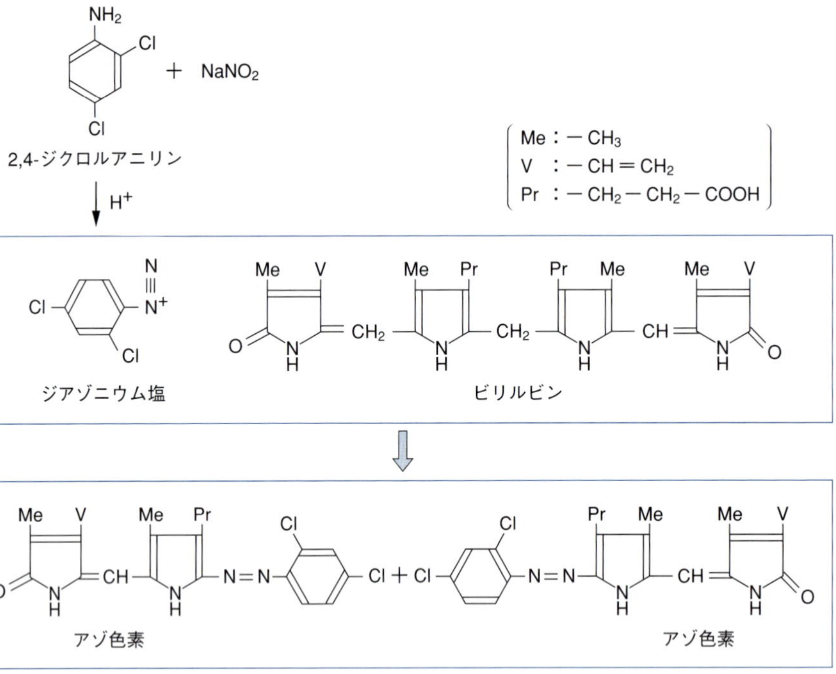

⑧白血球

尿中白血球中に存在するエステラーゼ活性[*9]を検出し，濃度に対応して白色から紫色に変化する．

⑨亜硝酸塩（細菌尿）

ある種の細菌は尿中に存在する硝酸塩を亜硝酸塩に還元するので，この亜硝酸塩をジアゾ反応で発色させる[*10]．

⑩比重（p.19参照）

検討課題 ＜ビタミンCによる影響＞

(1) 次の検体を作製する．

① 尿 20 ml ＋ グルコース 20 mg（グルコース終濃度 100 mg/dl）

② ①の尿 10 ml ＋ ビタミン C 100 mg

③ 尿 20 ml ＋ 血液 20 µl

[*7]
・アルデヒド反応を原理とする方法では，カルバゾクロム，PAS，サルファ剤などで偽陽性を示すことがある．
・ジアゾ反応を原理とする方法では，フェナゾピリジンなどで偽陽性を示すことがある．

[*8] 多量のビタミンC，亜硝酸塩によって偽陰性を示すことがある．

[*9] エステラーゼ活性をもつ好中球，単球は反応できるが他の血球は反応しない．

[*10]
・膀胱内に長時間貯留している尿でないと十分な還元が得られず検出できないことがある．
・細菌尿であっても，硝酸塩還元酵素活性が低いとき，活性のない菌では陰性になる．
・ビタミンCによって偽陰性が生じることがある．

④ ③の尿 10 ml＋ビタミン C 100 mg
⑤ 尿 20 ml＋亜硝酸ナトリウム 20 mg
⑥ ⑤の尿 10 ml＋ビタミン C 100 mg

(2) 試験紙法で①②のグルコース，③④の潜血，⑤⑥の亜硝酸を測定し比較する．

＜酸化剤による影響＞

(1) グルコース，潜血が陰性の尿 10 ml に次亜塩素酸 Na を数滴加える．
(2) 試験紙法でグルコース，潜血を測定する．

＜アルカリ尿による影響＞

(1) 蛋白陰性の尿 10 ml に 1N 水酸化ナトリウムを 1 ml 加える．
(2) 試験紙法で蛋白を測定する．

レポート課題

①試験紙取り扱い上の注意点について考察する．
②ビタミン C による試験紙法への影響について考察する．
③次亜塩素酸 Na（酸化剤）による試験紙法への影響について考察する．
④pH による試験紙法への影響について考察する．

(水上紀美江)

4 尿定性試験管法

実習目的

尿中成分の定性反応を行い，それぞれの特徴や問題点を理解する．

実習項目

①尿蛋白：煮沸法，スルホサルチル酸法
②尿糖：ニーランデル法，ベネディクト法
③ケトン体：ランゲ法

実習目標

①蛋白，糖，ケトン体などの性質，測定原理を理解する．
②各項目に対する測定上の問題点を考察する．

実習準備

<器具>
・ハルンカップ
・バーナー
・試験管
・試験管ばさみ
・駒込ピペット
・試験管立て

<試薬>
・3〜5%酢酸
・20%スルホサリチル酸
・ニーランデル試薬：酒石酸カリウム・ナトリウム 4 g を 10%水酸化ナトリウム 100 ml に溶かし，これに次硝酸蒼鉛 2 g を加え，加温しながらよく混和する．
・ベネディクト試薬：結晶クエン酸ナトリウム 173 g，無水炭酸ナトリウム 100 g に水 800 ml を加えて加温溶解させ，放冷後，別に結晶硫酸銅 17.3 g を水 100 ml に溶解したものを少量ずつ加えていき，水を追加して 1,000 ml とする．
・ニトロプルシドナトリウム
・アンモニア水
・酢酸

<検体>
各自，中間尿を採尿し使用

操作法

■ 尿蛋白定性法

(1) 煮沸法

等電点付近において熱変性を起こさせると，（＋）（−）どちらにも荷電している蛋白はお互いに重合し，目で見える凝集塊を形成（白濁）することから，この白濁の度合いにより判定する．

① 中試験管 2 本に尿を約 5 ml ずつ加える．
② 一方をバーナーで徐々に揺らしながら加熱し（**図Ⅲ-9**），もう一方の尿を対照として黒を背景に混濁を判定する．
③ 白濁が認められれば陽性と考えられるが，3％酢酸を数滴加え，消失すれば，リン酸塩または炭酸塩による白濁である．

- 等電点を外れる pH で行うと荷電のバランスが合わず偽陰性を示すことがある．
- リン酸塩や炭酸塩を含む尿は加温によって混濁が出現することがあるので，その場合，3％酢酸を滴下して消失するかを確認する．

図Ⅲ-9 煮沸法の加熱

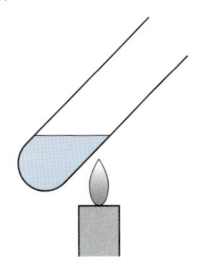

管底から加熱せず，液面付近を揺らしながら加熱する

(2) スルホサリチル酸法

弱酸性下（等電点より酸性側）で陽性に荷電する尿蛋白と陰性に荷電するスルホサリチル酸とが結合して目で見える凝集塊の形成（白濁）により判定する．

① 試験管 2 本に尿を約 3 ml ずつ加える．
② それぞれに 3～5％酢酸を数滴加え，一方に 20％スルホサリチル酸を数滴滴下し混和する．白濁した場合，沈殿が出つくすまで加える．
③ 白濁の程度によって陽性度を判定する（**カラー口絵 2**）．

- （−） 7～8 滴加えても混濁が起こらない．
- （±） 黒色背景で，混濁がわずかに認められる（20 mg/dl 以下）．
- （1＋） わずかな混濁を認める（20～50 mg/dl）．
- （2＋） 混濁が明瞭であるが，細片状沈殿はない（100 mg/dl 前後）．
- （3＋） 細片状沈殿を認める（200 mg/dl 前後）．
- （4＋） 塊状沈殿を認める（500 mg/dl 以上）．

- 高アルカリ尿では蛋白が（−）に荷電し，スルホサリチル酸との反応が低下することがある（偽陰性反応が生じることがある）．
- 蛋白以外にムチン，酢酸体，アルブモースによっても同じ反応を示すので注意が必要である．
- 亜硝酸塩が存在するとウロゼイン反応によってピンク色を呈する．

■ 尿糖定性法（還元法）

アルカリ性下で露出するアルデヒド基により還元力をもった糖（**図Ⅲ-10**）と重金属を反応させると，重金属は還元されて不溶性の特有な色をもつ沈殿物を検出するもので，重金属によって以下の方法がある．

図Ⅲ-10 ブドウ糖の構造[2]

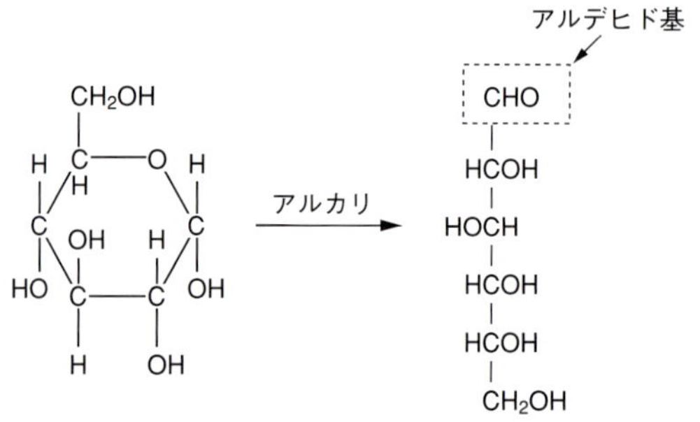

(1) ニーランデル法

次硝酸蒼鉛が還元糖により還元され,黒色沈殿を形成する.

$$BiONO_3 \cdot H_2O + NaOH \rightarrow Bi(OH)_3 + NaNO_3$$

$$2Bi(OH)_3 - 3O(還元) \rightarrow 2Bi\downarrow + 3H_2O$$

①中試験管に尿を約5ml入れる.

②これにニーランデル試薬を1ml加え,バーナーで3分煮沸する.

③黒色沈殿がみられたら陽性と判定する.

(2) ベネディクト法

硫酸銅が還元糖により還元され,黄〜赤色沈殿を形成する.

$$CuSO_4 + 2NaOH \rightarrow Na_2SO_4 + Cu(OH)_2\downarrow \text{（水酸化銅Ⅱ：青色）}$$

$$2Cu(OH)_2 \xrightarrow[-O]{-H_2O} 2Cu(OH)\downarrow \text{（水酸化銅Ⅰ：黄色）}$$

$$2Cu(OH) \xrightarrow[Cu_2O]{-H_2O} \downarrow \text{（酸化銅Ⅰ：赤色）}$$

①中試験管にベネディクト試薬5mlを入れる.

②これに被検尿8滴(約0.5ml)を加え,バーナーで約2分煮沸する.

③グルコース濃度によって色調が異なり,半定量が可能になる(☞**カラー口絵3**).

　(－)　無変化または青白色〜白色の混濁

　(±)　緑青色 (0.1〜0.25g/dl)

　(1+)　緑色〜緑黄色 (0.25〜0.5g/dl)

　(2+)　黄色〜橙色の沈殿 (0.5〜1.0g/dl)

　(3+)　橙色〜赤色の沈殿 (1.0g/dl以上)

■ ケトン体

アルカリ性下でニトロプルシドナトリウムと反応し,濃度に対応して白色から紫色に変化することで検出する.

(1) ランゲ法

①試験管に尿5mlを入れ,ニトロプルシドナトリウムを少量加えてよく混和する.

②これに酢酸0.5mlを加えて混和する.

③試験管を傾け,静かにアンモニア水を重層する.

・還元性物質（グルコース以外の糖,ホルマリンなど）の混入によって偽陽性を示すことがある.

・還元性物質（ビタミンCなど）の混入によって偽陽性を示すことがある.

・この反応はケトン体のうちβ-ヒドロキシ酪酸とは反応しない.

④尿とアンモニアの境界部に紫紅色の輪環を生じれば陽性と判定する（☞**カラー口絵4**）．

（感度：アセトン 50 mg/dl，アセト酢酸 0.25 mg/dl）

検討課題

＜アルカリ尿による尿蛋白測定への影響＞

(1) 次の検体を作製する．

①尿 20 ml に蛋白終濃度約 100 mg/dl になるよう血清を添加する．
　＊あらかじめ血清蛋白濃度を確認しておく．

②①の尿 10 ml ＋ 1N NaOH 数滴

(2) 煮沸法，スルホサリチル酸法で①②を検体として測定し，比較する．

＜還元性物質による尿糖測定への影響＞

(1) 次の検体を作製する．

①尿 20 ml ＋ グルコース 20 mg　（グルコース終濃度 100 mg/dl）

②尿 20 ml ＋ 果糖 20 mg

③尿 20 ml ＋ ビタミン C 100 mg

④尿 20 ml ＋ ホルマリン 1 ml

(2) ベネディクト法，ニーランデル法で①～④を検体として測定し，比較する．

＜尿放置によるケトン体測定への影響＞

(1) 尿 20 ml にアセトンを 0.5 ml 加え，ランゲ法でケトン体測定をする．

(2) 24 時間室温放置後，同様にケトン体を測定し，前日の結果と比較する．

レポート課題

①尿蛋白の性状（特に等電点と荷電状態）と pH による測定への影響について考察する．

②尿糖の性状（特に還元力について）と還元性物質による測定への影響について考察する．

③放置によるケトン体測定への影響を考察する．

（水上紀美江）

> アドバンスコース

ビリルビン，ウロビリノゲンの測定

> 実習目的

ビリルビン，ウロビリノゲンの臨床的意義，および測定法の特徴・問題点を理解する．

> 実習項目

①尿ビリルビン：ロザン法，ハリソン法
②尿ウロビリノゲン：ワーレス・ダイヤモンド法

> 実習目標

①各測定原理を理解する．
②測定法の問題点を理解する．
③ビリルビン，ウロビリン代謝を理解し，黄疸の原因を考察する．

> 実習準備

＜器具＞
・ハルンカップ
・試験管
・駒込ピペット
・試験管立て

＜試薬＞
・10％ヨードチンキ
・フーシェ試薬：トリクロロ酢酸25gと塩化第二鉄0.9gを水100mlに溶かす．
・エールリッヒのアルデヒド試薬：p-ジメチルアミノベンズアルデヒド2gに濃塩酸を加えて50mlにし，さらに蒸留水を加えて100mlにする．

＜検体＞
・自分尿（中間尿）を採尿し使用

操作法

■ ビリルビンの測定

ビリルビンを酸化させると生じる緑色のビリベルジンを検出することで判定する．酸化剤にはヨウ素やトリクロロ酢酸が用いられる．

(1) ロザン法

ヨード分子の脱水素作用（酸化作用）によってビリルビンをビリベルジンに変える．

①酢酸酸性とした被検尿3mlを試験管にとる．

②これに10％ヨードチンキ（局方ヨードチンキをエタノールで10倍希釈する）2mlを静かに重層する．

③境界面に緑色の色環が見られれば陽性と判定する（☞**カラー口絵5**）．

(2) ハリソン法

トリクロロ酢酸によって酸化させ，緑色のビリベルジンに変える

①試験管に被検尿10mlを入れ，これに10％塩化バリウム液5mlを加え，栓をして激しく振盪し，数分間放置してから濾紙で濾過する．

②この濾紙を他の乾燥濾紙上に広げ，水分を吸収してから中央部の黄色の部分にフーシェ試薬を1〜2滴滴下する．

③青色〜緑色になれば陽性（☞**カラー口絵6**）．

■ ウロビリノゲンの測定

(1) ワーレス・ダイヤモンド法

ウロビリノゲンは，酸性下でp-ジメチルアミノベンツアルデヒドと反応して赤色を呈するエールリッヒのアルデヒド反応で判定する（**図Ⅲ-11**）．

①中試験管に尿を約10ml入れる．

②これにエールリッヒアルデヒド試薬を1ml加え混和する．

③室温に3〜5分放置後判定する．

　　（−）　上方から見て紅色を認めない．
　　（±）　側面から紅色を認めず，上方から認める．
　　（1+）　側面から微紅色を認める．
　　（2+）　側面から中等度紅色を認める．
　　（3+）　側面から深紅色を認める．

図Ⅲ-11　エールリッヒのアルデヒド反応[2]

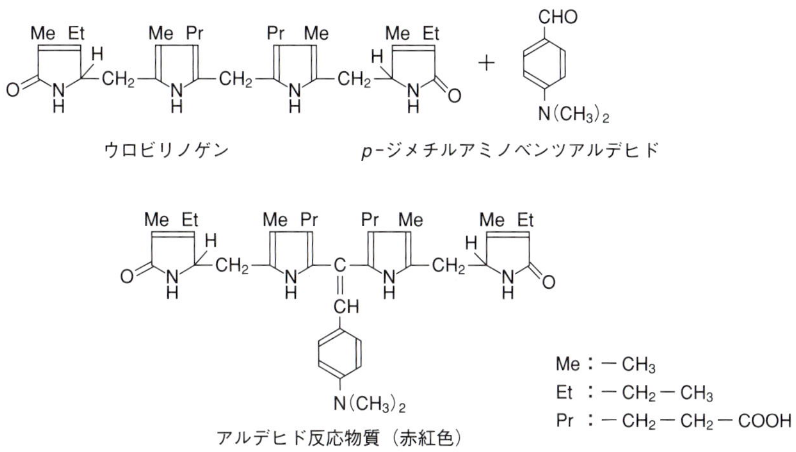

検討課題
①朝・昼・夕に採尿し，時間帯によってウロビリノゲン濃度がどのように変化するか確認する．
②陽性コントロール尿を日光に1時間当て，照射前後の尿中ビリルビンを測定する．

レポート課題

①健常者ではウロビリノゲン陽性になるのはなぜか考察する．
②ビリルビン，ウロビリノゲンの代謝と黄疸の鑑別点を説明する．
③日光による測定への影響について考察する．

文献：
1) 金井正光編：臨床検査法提要（改訂第32版）．金原出版，2005．
2) 三村邦裕ほか：臨床検査学講座/臨床検査総論（第2版）．医歯薬出版，2007．

（水上紀美江）

5 尿沈渣検査

実習目標

①顕微鏡を正しく使う．
②尿沈渣の標本を正しく作製する．
③尿沈渣成分を正しく鑑別する．
④尿沈渣成分を正しく判定する．
⑤尿沈渣成分の染色法について理解する．
⑥混濁尿の鑑別をする．
⑦潜血反応と尿沈渣赤血球との関係について理解する．
⑧蛋白尿と尿沈渣成分の関係について理解する．
⑨尿中白血球と細菌の関係について理解する．

実習準備

<器具など>

- 顕微鏡
- 遠心機（スウィング型）
- スライドガラス（75×26 mm）
- カバーガラス（18×18 mm）
- 尿コップ
- スピッツ管
- ノック式ピペット
- 目盛りつきスポイト
- Sternheimer 染色液
- Lugol 染色液
- Prescott-Brodie 染色液
- Sudan Ⅲ 染色液
- 10％酢酸溶液
- 10％ NaOH 溶液

<検体>

①学生同士で採取
②教員が調製

操作法

<標本の作製>

①新鮮尿を尿コップに採取する．
②よく撹拌後，10 ml のスピッツ管に分注する．
③遠心機で 500 g，5 分間遠心する．
④アスピレーション法またはデカンテーション法にて上清を除去す

る．

⑤ノック式ピペットや目盛りつきスポイトを用いて残渣をよく混和後，15 μl 採取し，スライドガラスにのせる．

⑥スライドガラスにのせた沈渣にカバーガラスをかける．

*注意事項

1．採尿

尿沈渣検査や尿定性検査には早朝尿が適している．その理由として，尿が濃縮していること，弱酸性で細胞の保存がよいこと，被検者の安静状態を反映していることなどがあげられる．しかし，外来患者では，来院時に採尿する随時尿を用いて検査されるのが一般的である．採尿は自然排尿により，その中間尿を採り，採尿後はすみやかに検査することを原則とする．

2．尿の攪拌

尿沈渣は尿中の有形成分であり，採尿後，放置時間が長いと採尿容器の底部に沈殿する．したがって，尿検体は検査前に十分に攪拌する必要がある．尿の攪拌には，①尿コップを回転させる方法，②ガラス棒でかき回す方法，③新しいコップに移し変える方法，④尿コップ専用の蓋をして混和する方法などがある（**図Ⅲ-12**）．

新しいコップに移し変える方法や，専用の蓋をして混和する方法は，理想的ではあるがランニングコストが高くなる．いずれの方法でも，検体は必ず均等になるよう十分に混和する．

図Ⅲ-12　尿の攪拌

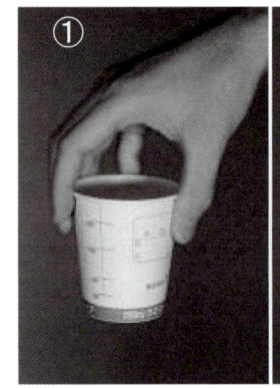

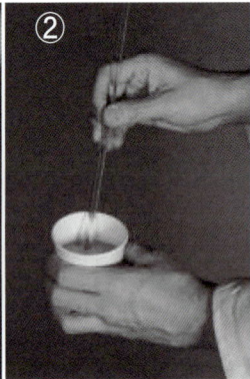

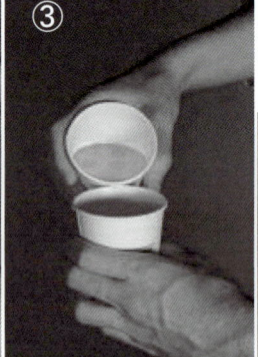

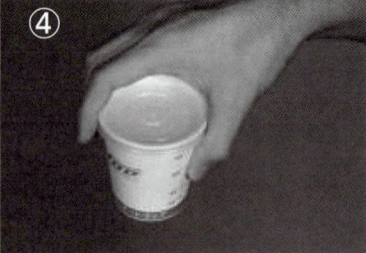

3．遠心管

遠心管は先端の尖った（管底部の外角が約 20 度）スピッツ型を用いる．先端部が丸いと，対流現象のために検出率が悪くなる．また，10 ml と 0.2 ml に目盛りがついているものを使用する．

4．分注

よく攪拌した尿を遠心管に 10 ml 分注する．

5．遠心操作

遠心機の種類：遠心機はスウィング型（懸垂型）を用い，アングル型（傘型）は使用しない（**図Ⅲ-13**）．アングル型は沈渣が管底に傾斜して沈殿し，スウィング型に比べて低値の成績を示す．

遠心条件：遠心条件は管底にかかる遠心力を 500 g とし，5 分間遠心する．

図Ⅲ-13　遠心器

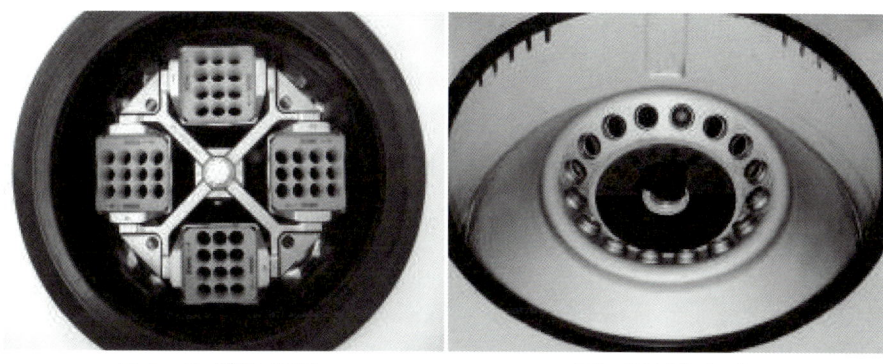

スウィング型（○）　　　　　アングル型（×）

6．上清の除去
アスピレーション法：アスピレータまたはピペットなどで残渣量が 0.2 ml になるように上清を吸引する．沈渣が舞い上がらないようにアスピレータを徐々に入れて吸引する．時間経過とともに遠心管の管壁に残った尿が管底に流れるため，その際は再度吸引する．沈渣量が 0.2 ml を超えた場合は，原則として超えた量を除去する．

デカンテーション法：遠心管を静かに 45～90 度に傾けて上清を排出する．上清排出後，遠心管を傾けたまま管口に残った尿を濾紙やガーゼで拭き取る．デカンテーションの時間が長いと残渣量が少なくなるので注意する．この方法はアスピレーション法に比べ操作が簡便で大量検体の処理に適し，現在多くの施設で用いられている．しかし，沈渣残量が一定にならず，再現性に乏しいなどの短所があり，望ましくないとする意見も強い方法である．

7．染色法
尿沈渣検査は原則として無染色で観察し，成分の確認や判定が困難な場合は染色を施す．染色方法は，沈渣に Sternheimer 染色液や Sternheimer-Malbin 染色液を 1 滴（約 50 μl）滴下し，すみやかにピペットやスポイトで吸引，排出を繰り返し，よく混和する．

8．残渣採取
ノック式ピペットや目盛りつきスポイトを用いて残渣をよく混和後，15 μl 採取し，スライドガラスにのせる．一定量を正確に採るにはノック式ピペットが適しているが，通常は目盛りつきのスポイトを使用することが多い．

9．カバーリング
スライドガラスにのせた沈渣にカバーガラスをかける．スライドガラスは 75×26 mm を用い，カバーガラスは 18×18 mm を用いる．カバーガラスは沈渣が均等に分布し，しかも気泡が入らないよう真上からかける．気泡が入ったり，沈渣成分がカバーガラスからはみ出した場合は，標本をもう一度つくり直す．また，カバーガラスの周りには，沈渣成分（特に大型の成分）が集まりやすい．

＜顕微鏡の取り扱い方＞
顕微鏡を使用する際，使い方によっては本来もっている性能を十分発揮できない場合がある．正しい使用をもってはじめて性能を 100％活かした活用をすることができる．また，顕微鏡に適したカバーガラス（厚さ：0.17 mm），スライドガラス（厚さ：0.9～1.2 mm）を使用する．

1．視度調整

(1) 目的

右目と左目の視力の差を調整する．

(2) 方法

①標本をステージにセットする．

②右目で右接眼レンズをのぞき，標本にピントを合わせる．

③左目で左接眼レンズをのぞき，接眼レンズの視度調整環を回し，標本にピントを合わせる（**図Ⅲ-14**）．

図Ⅲ-14　視度調整環

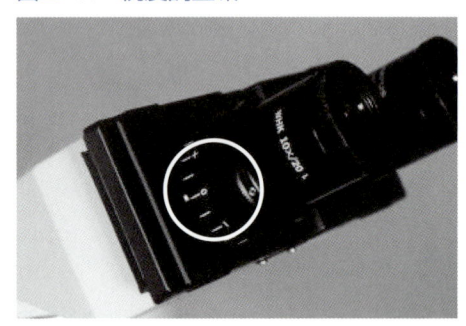

2．視野絞り

(1) 目的

視野を絞ることによって，余分な光を遮断し，コントラストのよい像が得られる．

(2) 方法（**図Ⅲ-15，-16**）

①標本をステージにセットする．

②視野絞りを右に回し，絞りを最小まで絞る．

③コンデンサを上下に動かし，絞り像がいちばんはっきりする位置で止める．

図Ⅲ-15　a：視野絞り，b：コンデンサ，c：つまみ

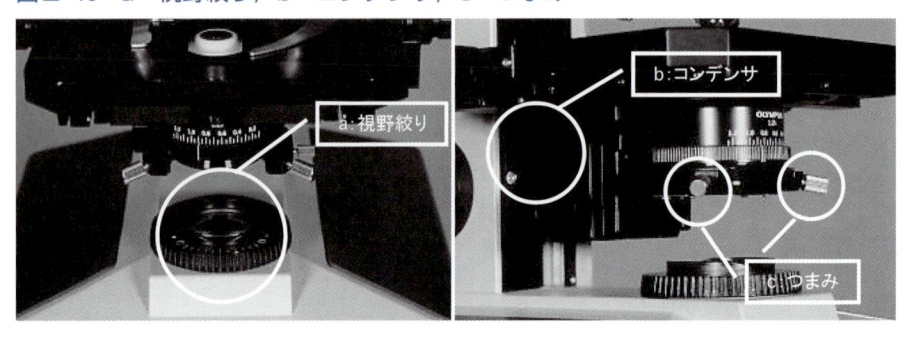

図Ⅲ-16 視野絞りの調整

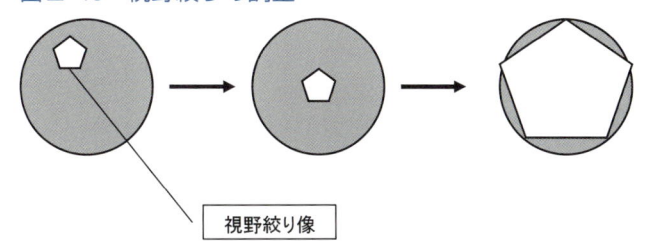

視野絞り像

④コンデンサの両脇にある2個のつまみを回し,視野の中心に視野絞りの像を移動する.
⑤視野絞りを徐々に開き,その像が視野に内接する状態で止める.

3.開口絞り

(1) 目的

対物レンズの開口数と照明系の開口数を合わせることで,解像力およびコントラストのよい像が得られる.

(2) 方法(**図Ⅲ-17, -18**)

接眼レンズを外し,中をのぞき,開口絞り環を回し,開口絞りの像が対物レンズの瞳の70〜80%程度にする.

図Ⅲ-17 開口絞り環

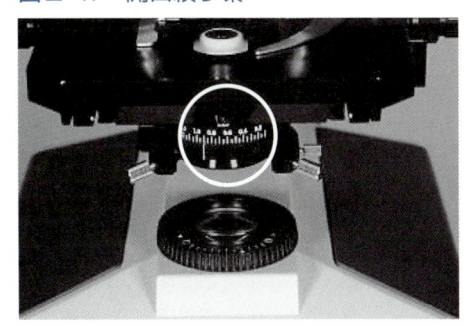

図Ⅲ-18 開口絞りの調整

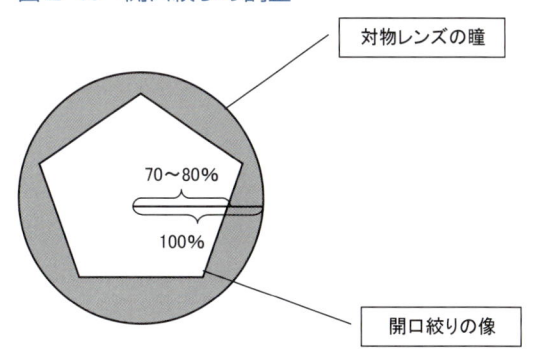

対物レンズの瞳
70〜80%
100%
開口絞りの像

<鏡検方法>

1.顕微鏡の視野面積

鏡検に際して,顕微鏡は接眼レンズの視野数が20のものを使用することが望ましい(**図Ⅲ-19**).視野数とは,顕微鏡の接眼レンズを抜き取り,それを逆さにしてレンズの直径を計ったときの長さをmmで表したものである(**図Ⅲ-20**).

2.鏡検順序

原則として弱拡大(low power field;LPF,100倍)で全視野を観察し,標本の分布状態,成分の概要を把握する(**図Ⅲ-21**).また,円柱など大型成分の有無を確認する.次に強拡大(high power field;HPF,400倍)で最低10視野以上を観察し,個々の成分について平均値を求める.また,円柱などの詳細を観察する.通常は,強拡大で20〜30視野を観察することが望ましい.

図Ⅲ-19　視野数　　　　図Ⅲ-20　接眼レンズの視野数（20） 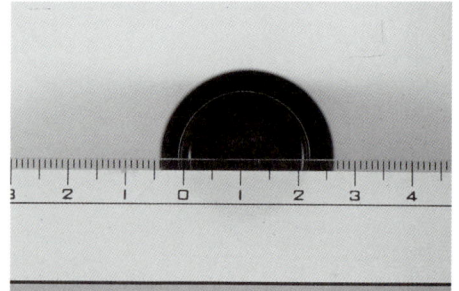　　　　図Ⅲ-21　標本の移動方法

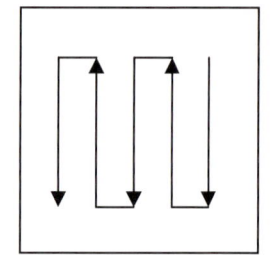

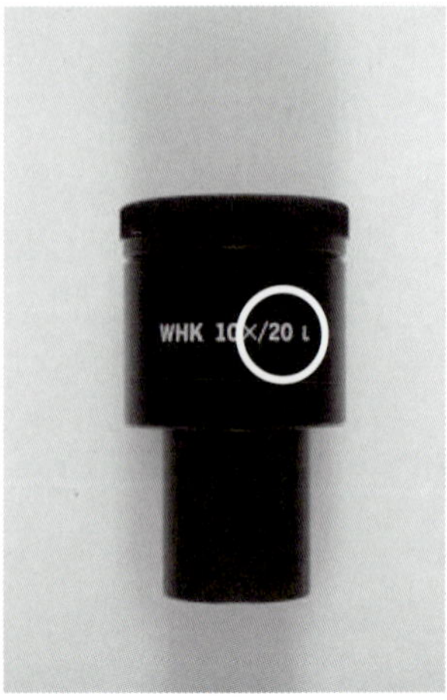

鏡検所見

■ 非上皮細胞類

1．血球類

1）赤血球（red blood cell）（☞カラー口絵 7〜10）

赤血球は大きさ 6〜10 μm で，淡黄色で核がなく，中央がくぼんだ円盤状である．一般に，高比重尿（1.030 以上）では萎縮して金平糖状に，低比重尿（1.010 以下）やアルカリ性尿では膨化し，ときには破裂して破壊細胞（ghost cell）を生じる．赤血球の観察は，赤血球数算定のほかに，その形態を観察することが重要である．赤血球の形態によって，糸球体由来と非糸球体由来に分類することが，ある程度可能である．

糸球体由来の赤血球は，その形態が他の部位からの出血による赤血球と比べ，変形した赤血球を認める場合がある．この赤血球を糸球体型赤血球（変形赤血球）といい，その形態の特徴は，ドーナツ状，コブ状（acanthocyte），アイランド状，ねじれ状，スパイク状，小型状など多彩である．また，色調は脱ヘモグロビン状のものが多い．これら多彩な形状を示す原因としては，赤血球が糸球体基底膜を通過する際の機械的障害や，腎・尿路を通過する際の尿浸透圧の変化などが考えられている．

非糸球体由来の赤血球は非糸球体型赤血球（均一赤血球）といい，金平糖状，円形状などの形態を示すが，大きさ，形状がそろっている（均一状, isomorphic RBC）のが特徴である．色調もヘモグロビン色素（淡黄色）に富んでいるものが多い．

2）白血球（white blood cell）（☞カラー口絵 11）

白血球は大きさ 10〜15 μm の球形であるが，細胞の生死の状態や浸透圧，pH など尿の性状によって大きさ・形態はさまざまに変化する．たとえば，生細胞は細胞周囲に糸状，乳頭状，ひだ状の突起を有したり，アメーバ様運動がみられることもある．一般に低浸透圧尿では膨化し，高浸透圧尿では萎縮する．

2．大食細胞 (macrophage)（☞カラー口絵12）

大食細胞は，腎・尿路系に生じた炎症・感染性疾患，組織の崩壊などに伴って認める貪食能を有する細胞である．大きさ20〜100 μm，形は円形，類円形の不定形を示す．細胞辺縁構造はギザギザまたはケバケバしていることが多く，不明瞭なことが多い．細胞表面構造は淡く綿菓子状または均質状で細胞の透過性が高く，無染色でも核の観察が容易であることが多い．細胞質内には白血球・赤血球などの破片，結晶，脂肪顆粒などが貪食されていることがある．無染色での色調は灰白色を呈する．尿沈渣検査における大食細胞と単球との分類は，大きさ20 μm以上を大食細胞，20 μm未満を単球とする．

■ 上皮細胞類

1．基本的上皮細胞

1）尿細管上皮細胞 (tubular epithelial cell)（☞カラー口絵13）

尿細管上皮細胞は，その細胞像が多彩なため，鑑別に際し困難をきたしている．日常よく遭遇する尿細管上皮細胞は，大きさ10〜35 μm，細胞辺縁構造は鋸歯状，形は不定形を示し，細胞表面構造は顆粒状を示す．核は赤血球大の単核，核内構造は濃縮状または融解状で，核の位置は偏在性を示す．

尿細管上皮細胞は，近位尿細管からヘンレ係蹄，遠位尿細管，集合管，腎乳頭と構成する部位によって形態が異なり，これが尿細管上皮細胞が多彩性を示す原因であると考えられている．しかも，薬剤などの医原的要因で尿中に出現する尿細管上皮細胞は，変性や形態変化をきたし，このことが細胞像の多彩性をいっそう複雑にする要因となっている．

尿細管上皮細胞の鑑別のポイントは，上皮円柱を探し，封入されている上皮細胞（必ず尿細管上皮細胞）の形態をよく熟知することである．

2）尿路上皮細胞 (urothelial epithelial cell)（移行上皮細胞：transitional epithelial cell）（☞カラー口絵14）

①表層型細胞

大きさ60〜150 μm，細胞辺縁構造は角状で，形は多辺形を示すものが多い．細胞質は厚く，細胞表面構造は顆粒状を示し，他に網目状，亀甲状，モザイク状などを示すことがある．核は白血球大〜白血球1.5倍大で1〜3核のことが多く，核内構造は粗または細顆粒状で，核の位置は中心性である．表層型の細胞は傘を広げたような形態のため，洋傘細胞 (umbrella cell) といわれる．結石症やカテーテル挿入後，造影剤の使用，非特異的炎症などでは，核の数が増えたり（その数は50個以上に及ぶこともある），細胞が大型化する場合もある．無染色における細胞質の色調は一般に黄色調を呈する．

②中層型〜深層型細胞

大きさ15〜60 μm，細胞辺縁構造は角状で，形は紡錘形，洋梨形，三角

形，多辺形などを示す．細胞表面構造は顆粒状を示す．核は白血球大〜白血球1.5倍大の1〜2核で，核内構造は粗または細顆粒状で，核の位置はやや偏在性である．無染色における細胞質の色調は一般に黄色調を呈する．

3）円柱上皮細胞 (columnar epithelial cell)（☞カラー口絵15）

大きさ15〜30μm，細胞辺縁構造は角状で，形は円柱形を示す．細胞表面構造は顆粒状または均質状で，細胞質内にしばしば小さな顆粒を有している．核は赤血球大〜白血球大の単核，核内構造は細顆粒状を示し，核の位置は中心性〜やや偏在性である．また，前立腺由来の円柱上皮細胞は細胞質内に脂肪顆粒を含有している場合があり，形態学的には卵円形脂肪体と区別ができない場合がある．無染色における色調は一般に灰白色を呈する．

4）扁平上皮細胞 (squamous epithelial cell)（☞カラー口絵16, 17）

①表層型細胞

大きさ60〜100μm，細胞辺縁構造は多稜状で，形は不定形である．細胞質は非常に薄く，細胞表面構造は均質状で辺縁が折れたり曲がったり皺状を呈することもある．また，細胞質には細顆粒（ケラトヒアリン顆粒）を認める場合もある．核は赤血球大の単核で，核内構造は濃縮状，核の位置は中心性である．

②中層型〜深層型細胞

大きさ20〜70μm，細胞辺縁構造は曲線状で，形は円形ないし類円形である．細胞質は厚く細胞表面構造は均質状を示すが，ひだ状やくぼみ状を示す場合もある．核は赤血球大〜白血球大の単核で，核内構造は細顆粒状である．核の位置は大部分中心性であるが，偏在性の場合もある．無染色での細胞質の色調は光沢のある灰色や緑色調を呈している．

2．変性細胞・ウイルス感染細胞

1）卵円形脂肪体 (oval fat body；OFB)（☞カラー口絵18）

大きさ10〜40μm，形は円形，類円形，不定形で，脂肪顆粒の多い場合は細胞の辺縁に滴状にはみ出している．無染色における色調は，小さい脂肪顆粒は黒色から褐色調の光沢を，大きい脂肪顆粒は黄色調の光沢を呈する．脂肪顆粒の証明方法は，SudanⅢ染色と偏光顕微鏡下での観察が一般的である．SudanⅢ染色は脂肪成分の種類により染色性が異なり，コレステロールは黄赤橙色，またコレステロールエステル，脂肪酸は黄赤色に染色される．また，偏光顕微鏡下ではコレステロールエステル，リン脂質，糖脂質は特有の重屈折性脂肪体（マルタ十字：Maltese cross）を認める．

2）細胞質内封入体細胞 (intracytoplasmic inclusion-bearing cell)（☞カラー口絵19）

大きさ15〜100μm，形は円形，類円形，不定形，多辺形などさまざ

である．細胞表面構造もさまざまで，細胞質内には円形，類円形，馬蹄形，ドーナツ形など多様な形態を示す封入体が認められる．核は1～3核のことが多く，核内構造は濃縮状，破砕状，凝集状，融解状などを呈する．無染色における封入体の色調は核内封入体と同様，細胞質と同系色で濃く，やや光沢を有している．

3）核内封入体細胞（intranuclear inclusion-bearing cell）（☞カラー口絵 20）

大きさ15～100μm，まれに200μm以上のものも認められ，形は円形，類円形を示すものが多い．核に特有な変化があり，核内には不規則な形をした無構造の封入体を認める．無染色における封入体の色調は細胞質と同系色で濃くみえ，やや光沢を有している．

■ 円柱類

1）硝子円柱（hyaline cast）（☞カラー口絵 21）

硝子円柱は各種円柱の基質を構成する円柱であり，日常検査で最も多く出現する円柱である．形態は平行する2辺を有し，両端は丸くなっていることが多いが，屈曲状，蛇行状，切れ込み状などさまざまである．基本構造は，均質無構造なものから縦皺状，横皺状などがあり，色調は無色半透明で薄く感じられる．

2）上皮円柱（epithelial cast）（☞カラー口絵 22）

上皮円柱は円柱内に尿細管上皮細胞を3個以上含む円柱である．円柱基質内での上皮細胞は2列に配列することが多い．包埋される尿細管上皮細胞の形状は，大型状，小円形状，多角形状，顆粒状，繊維状などさまざまである．また，細胞の包埋状態は，散在状，過密状および円柱の辺縁部に付着してみえるものまである．円柱内に封入される上皮細胞は必ず尿細管上皮細胞である．尿細管上皮細胞が剥離し円柱内に封入されることは，腎血流量の低下による虚血状態や薬剤などの腎毒性物質による尿細管障害を示唆する．

3）顆粒円柱（granular cast）（☞カラー口絵 23，24）

顆粒円柱は円柱内に顆粒成分を1/3以上含む円柱である．腎実質障害がある場合などでみられる．顆粒成分の由来は，大部分は尿細管上皮細胞の破壊変性が進行したものであるが，赤血球，白血球，血小板などの血液細胞由来の場合もある．そのほかに血漿蛋白からなる顆粒成分もある．これは糸球体病変が高度の患者で，糸球体基底膜で濾過された血漿蛋白がタム・ホースフォールムコ蛋白に取り込まれ凝集し，顆粒円柱やろう様円柱になると考えられている．

4）ろう様円柱（waxy cast）（☞カラー口絵 25）

ろう様円柱は"ろう"のような均質不透明な円柱で，長期間の尿細管閉塞を意味する．典型的なものは円柱の両端が角張っており，内側に鋭い切れ込みを認める場合がある．形状は円柱状，蛇行状，切れ込み状，屈曲状などで，この形状は硝子円柱と同じで，無染色像では鑑別

に躊躇する場合もある．Sternheimer染色を施すと，硝子円柱は青く透明感があり，基質の厚みがないのに対し，ろう様円柱は赤く（赤紫色），不透明感があり，厚みがある．また，変わった形状としては，球を集めて押しつぶしたような円柱もある．硝子円柱との鑑別は，ろう様円柱は基質が厚く，円柱の周辺が明瞭なことから鑑別する．この違いは強拡大より弱拡大で明瞭に観察される．

5）脂肪円柱（fatty cast）（☞カラー口絵26）

脂肪円柱は円柱内に脂肪球および卵円形脂肪体を含む円柱である．円柱内に同定可能な大きさの脂肪球を3個以上含むものと，卵円形脂肪体を1個以上含む円柱を脂肪円柱とする．脂肪成分がコレステロールやコレステロールエステルの場合，偏光顕微鏡で観察するとマルタ十字（Maltese cross）がみられるが，中性脂肪の場合はみられない．

6）赤血球円柱（red blood cell cast）（☞カラー口絵27）

赤血球円柱は円柱内に赤血球を3個以上含む円柱で，ネフロンに出血のあることを意味する重要な円柱である．円柱内に包埋された赤血球の形状は，明らかに形が認められるものから，破壊変性し顆粒化したものまでさまざまである．赤血球円柱を認める場合，背景には変形赤血球を認める場合がある．円柱内の赤血球が壊れて，他の円柱（上皮円柱や顆粒円柱など）と鑑別困難な場合がある．このような場合，円柱の色調（透明感のある赤色）や周囲の赤血球の出現状態などを参考にするとよい．

7）白血球円柱（white blood cell cast）（☞カラー口絵28）

白血球円柱は円柱内に白血球を3個以上含む円柱で，ネフロンに感染や炎症のあることを意味する．一般に白血球は好中球であるが，腎移植後の拒絶反応時などはリンパ球を含んだり，抗癌治療中などでは単球を含むこともある．

8）空胞変性円柱（vacuolar-denatured cast）（☞カラー口絵29）

円柱内に大小不同の空胞が認められる円柱である．円柱全体が空胞で満たされているものから，基質はろう様でその一部がパンチで穴をあけたようにみえるものまである．

9）塩類・結晶円柱（salt, crystal cast）（☞カラー口絵30）

無晶性塩類（リン酸塩，尿酸塩）やシュウ酸カルシウム結晶，薬物結晶を封入した円柱である．尿細管腔内での結晶化，閉塞が考えられ，尿細管間質の病態を示唆する成分である．

10）大食細胞円柱（macrophage cast）

大食細胞円柱は円柱内に大食細胞を3個以上含む円柱である．大食細胞は，灰色から灰白色調を呈し，細胞質表面構造は綿菓子状で，辺縁構造は不明瞭な鋸歯状を示す．形は円形，類円形を示すことが多い．大食細胞はしばしば脂肪顆粒を含有して観察される．しかし，円柱内で大食細胞が3個以上の脂肪顆粒を含有している場合は卵円形脂肪体

とみなし，脂肪円柱に分類する．

■ 微生物・寄生虫類

1．微生物類

1）細菌（bacteria）（☞ **カラー口絵 31**）

細菌は桿菌と球菌に大別される．一般に桿菌は鑑別しやすいが，球菌は大きさが小さく判定に戸惑うこともある．特に球菌が散在してみられる場合，無晶性塩類や尿細管上皮細胞などの細胞断片との鑑別が困難な場合がある．球菌は形状，大きさが比較的整っていることが多く，塩類や細胞断片はさまざまである．また，塩類は酸，アルカリや0.4％EDTA加生理食塩液で溶解することが多く，細胞断片は背景に変性した細胞（尿細管上皮細胞など）がみられる．

2）真菌（fungi）（☞ **カラー口絵 32**）

大きさ3〜6μm，通常，やや緑がかってみえ，円形や楕円形，大小不同，無構造で一部に分芽がみられたり，仮性菌糸がみられたりする．球状の真菌が散在してみられる場合，赤血球と紛らわしいことがある．真菌は大小不同があり，青色調の光沢があり，酢酸で形態変化を起こさないことなどから鑑別する．

2．寄生虫類

1）原虫（protozoa）

尿沈渣にみられる原虫の多くは腟トリコモナス（*Trichomonas vaginalis*）である．腟トリコモナスは女性に多いが男性にもみられ，その場合は扁平上皮細胞を伴うことが多い．形は洋梨形で長径10〜15μm，短径6〜12μmで5本の鞭毛を有する（☞ **カラー口絵 33**）．

その他，自然界に存在するプランクトンなどが混入する場合がある．

2）蠕虫（helminth worm）

ビルハルツ住血吸虫卵がまれに尿中に出現する．ビルハルツ住血吸虫は膀胱および肛門付近の静脈叢の血管内に寄生し，産卵は主として膀胱壁で行われるため，虫卵が尿中に出現する．虫卵の特徴は一端が鈍円な紡錘形であり，卵殻は黄褐色で蓋がない．長径110〜170μm，短径40〜70μmで，尾端に棘を有する．ビルハルツ住血吸虫は，アフリカ全域，中近東，インドなどに分布する（☞ **カラー口絵 34**）．

また，糞線虫も尿中にみられる場合がある．糞線虫は小腸の粘膜内に寄生するが，免疫力が低下している患者では喀痰，気管支洗浄液，脳脊髄液，尿，胸水または腹水からみられる場合がある（☞ **カラー口絵 35**）．

その他，尿への混入として出現する寄生虫類としては，蟯虫卵がある（☞ **カラー口絵 36**）．

■ 塩類・結晶

1．塩類（salt）

尿沈渣中に析出する無晶性塩類は，酸性尿で認める無晶性尿酸塩（尿

酸塩）と中性〜アルカリ性尿で認める無晶性リン酸塩（リン酸塩）などがある．尿細管腔内での塩類の過剰な析出は，塩類・結晶円柱として確認され，腎石灰化成分の沈着として考えられる．

1）リン酸塩（phosphate）（☞**カラー口絵 37**）

リン酸塩は，無色〜灰白色の細顆粒状の形態を示す．塩酸，酢酸で溶解する．

2）尿酸塩（urate）（☞**カラー口絵 38**）

尿酸塩は，淡黄色の顆粒状の形態を示す．尿酸塩が多く析出している場合，肉眼的にはレンガ色またはピンク色を呈する．尿放置により，しばしば生じることがある．

2．通常結晶

1）シュウ酸カルシウム（calcium oxalate）結晶（☞**カラー口絵 39, 40**）

シュウ酸カルシウム結晶は，重屈折性のある八面体構造が特徴的で，その他，亜鈴形，楕円形などさまざまな形態を示す．楕円形（ビスケット状）の結晶は，小型のものは赤血球や真菌と誤認されやすい．塩酸に溶解し，酢酸に溶解しない．

2）尿酸（urate）結晶（☞**カラー口絵 41**）

尿酸結晶は，尿中の褐色色素（uroerythrin）を吸収するため黄褐色調を呈し，砥石状，菱形などさまざまな形態を呈する．60℃加温，アルカリ添加で溶解する．

3）リン酸カルシウム（calcium phosphate）結晶（☞**カラー口絵 42**）

リン酸カルシウム結晶は無色〜灰白色の板状，針状，柱状などの形態を示す．塩酸，酢酸で溶解する．

4）リン酸アンモニウムマグネシウム（ammonium magnesium phosphate）結晶（☞**カラー口絵 43**）

リン酸アンモニウムマグネシウム結晶は，無色〜淡黄色で屈折性に富み，棺状，棒状，針状などの形態を示す．塩酸，酢酸で溶解する．

5）尿酸アンモニウム（ammonium urate）結晶（☞**カラー口絵 44**）

尿酸アンモニウム結晶は，茶褐色，球状で周囲に棘をもつ結晶である．棘を欠くものは尿酸塩，尿酸結晶との鑑別がむずかしい．塩酸，酢酸，水酸化カリウムに溶解する．

6）炭酸カルシウム（calcium carbonate）結晶（☞**カラー口絵 45**）

炭酸カルシウム結晶は，無晶性の顆粒のもの以外に，亜鈴形，ビスケット形，針状のものもある．針状結晶はシュウ酸カルシウム結晶との鑑別を要する．酢酸滴下で炭酸カルシウム結晶はガスを産生して溶解する．

3．異常結晶

1）ビリルビン（bilirubin）結晶（☞**カラー口絵 46**）

ビリルビン結晶は，褐色の針状結晶で，放射状に集合したり，白血球

や上皮細胞上に析出している場合もある．ビリルビン結晶を認める場合，背景の細胞成分は黄染している場合が多い．

2）コレステロール（cholesterol）結晶（☞カラー口絵47）

コレステロール結晶は，無色で歪んだ長方形系や，正方形の板状結晶である．板状結晶のため何枚も重なり合っていると，シスチン結晶に類似する．シスチン結晶は六角形の輪郭が残っていることや結晶の角が"60度"であることから鑑別できる．クロロホルム，エーテルに溶解する．

3）シスチン（cystine）結晶（☞カラー口絵48）

シスチン結晶は，無色で六角形の板状結晶である．何層にも重なり合っている場合がある．塩酸，アンモニアに溶解する．細菌尿を伴う例はただちに分解され，認めにくくなる．

4）2,8-ジヒドロキシアデニン（2,8-dihydroxyadenine；2,8-DHA）結晶（☞カラー口絵49）

2,8-DHA結晶は，褐色で円心状や放射状の球状の結晶である．水酸化ナトリウム，水酸化カリウムで溶解する．形態は尿酸塩やロイシン結晶とよく類似するため鑑別には注意する．尿酸塩は60℃加温や0.4% EDTA加生理食塩液で溶解する．

5）チロシン（tyrosine）結晶

チロシン結晶は，針状あるいは管状の放射状にのびた結晶である．水酸化カリウム，酢酸に溶解する．

6）ロイシン（leucine）結晶

ロイシン結晶は，同心状または放射状を呈する円形の結晶である．ロイシン結晶を伴う例のほとんどはチロシン結晶も認める．

■ その他

1．ヘモジデリン顆粒（hemosiderin granule）（☞カラー口絵50, 51）

ヘモジデリン顆粒は生体内色素の1つで，ヘモグロビンに由来する鉄を含む黄褐色の顆粒である．ヘモジデリン顆粒は，Sternheimer染色では，赤紫色に染まり，顆粒を取り込んだヘモジデリン円柱と顆粒円柱の鑑別が困難な場合がある．ヘモジデリン顆粒の証明は，鉄染色（Berlin blue染色）が用いられる．

血管内溶血を起こす疾患では，赤血球の崩壊によりヘモグロビンが放出され，主にハプトグロビンと結合して糸球体濾過を免れるが，ヘモグロビン濃度がハプトグロビンの結合能以上に上昇すると糸球体から濾過される．糸球体濾液（原尿）に含まれるヘモグロビンは，一部が尿細管で再吸収され，細胞内で変化してヘモジデリンとなる．このヘモジデリン含有細胞は，脱落して尿中に排泄され，黄褐色のヘモジデリン顆粒および顆粒を取り込んだヘモジデリン含有細胞やヘモジデリン円柱として観察される．

ヘモジデリン顆粒は，発作性夜間ヘモグロビン尿症，急性溶血性貧血，

特発性門脈圧亢進症，不適合輸血，大量輸血後，人工心臓便患者，行軍症候群などの血管内溶血を起こす疾患でしばしばみられる．

2．混入物 (impure ingredient) (☞ カラー口絵52〜56)

尿沈渣中には尿路に由来する細胞成分だけではなく，診断や治療に使用した造影剤や潤滑油などがみられたり，男性の尿中には精液成分(精子，性腺分泌物，類でんぷん小体，レシチン顆粒など)を認めることがある．精液成分の混入は，臨床的意義に欠けるが混入により尿蛋白が偽陽性となる場合があり注意が必要である．

女性や乳児ではしばしば，採尿の際に糞便が混入する場合がある．一般に，男性では糞便の混入をみないが，直腸癌が膀胱に浸潤した直腸膀胱瘻では，膀胱と腸管が交通して糞尿を呈する．したがって，男性では糞尿を契機に直腸癌が発見される場合があるので，注意深い観察が必要である．

採尿に使用する尿コップは使用時まで清潔に保つ必要がある．ベッドサイドに放置された場合，空中に浮遊する花粉，鱗片，ダニの死骸など思いもつかないものが混入することがある．また，採尿バッグに付着した糞便や紙おむつなどの繊維の混入も，尿沈渣の判定を誤らせることがあるので注意が必要である．

＜尿沈渣成分の染色方法＞

1．Sternheimer染色（S染色）

①染色の目的
上皮細胞の核と細胞質を染め分け，特に異型細胞の鑑別に有用である．また，円柱やその他の成分も明瞭に染め出し，日常検査において最も多用されている．

②染色液の調製
Ⅰ液とⅡ液を濾過後，2：1の割合で混和する．混合液は褐色ビンに保存すれば室温で数カ月間安定である．

　　　Ⅰ液　2％アルシアン青8GS水溶液
　　　Ⅱ液　1.5％ピロニンB水溶液

③染色方法
尿沈渣0.2mlに染色液を1滴滴下する．

④染色態度
上皮細胞の細胞質，核小体は桃色〜赤紫色に染まり，核は青色〜紫色に染まる．

表Ⅲ-8 尿沈渣成績の記載法

＜血球・上皮細胞＞
強拡大視野（400倍，HPF）での鏡検結果を記載する

1個未満/HPF
1～4個/HPF
5～9個/HPF
10～19個/HPF
20～29個/HPF
30～49個/HPF
50～99個/HPF
100個以上/HPF

＜円柱＞
弱拡大（100倍）での鏡検結果を全視野（WF）または各視野（LPF）の概数に基づき記載，または定性表示で記載する

—	0/WF	0/100LPF	0/100LPF
1+	1～4/WF	1～4/100LPF	1/WF～1未満/10LPF
	5～9/WF	5～9/100LPF	
2+	10～19/WF	10～19/100LPF	1～2/10LPF
	20～29/WF	20～29/100LPF	
3+	30～49/WF	30～49/100LPF	3～9/10LPF
	50～99/WF	50～99/100LPF	
4+	100～999/WF	100～999/100LPF	1～9/LPF
5+	1,000～/WF	1,000～/100LPF	10～/LPF

＜細菌・真菌＞
強拡大視野（400倍，HPF）での鏡検結果を定性表示で記載する

—	0から数視野に散在
1+	各視野にみられる
2+	多数あるいは集塊状に散在
3+	無数

＜寄生虫類＞
強拡大視野（400倍，HPF）での鏡検結果を定性表示で記載する

—	0
1+	1個/WF～4個/HPF
2+	5～9個/HPF
3+	10個～/HPF

＜塩類・結晶＞
強拡大視野（400倍，HPF）での鏡検結果を定性表示で記載する．なお，異常結晶は全視野に1個でもあれば記載する

	結晶	塩類
—	0	0
1+	1～4個/HPF	少量
2+	5～9個/HPF	中等度
3+	10個～個/HPF	多量

LPF：low power field（100倍），HPF：high power field（400倍），WH：whole field（全視野）

検討課題

①顕微鏡の視野面積を求める

顕微鏡の各視野の面積は，接眼レンズの視野数と対物レンズの倍率によって定められる．10倍と40倍の視野面積を求める．

$$視野面積(\mathrm{mm}^2) = \pi \times \left[\frac{接眼レンズの視野数}{対物レンズの倍数}\right]^2 \times \frac{1}{2}$$

②遠心機の回転数を求める

従来では，遠心回転数1,500 rpm，5分間とされてきたが，遠心機の半径によって回転数が同じでも遠心力が異なるため，回転数よりも遠心力で表現する．遠心力（g），回転数（rpm），遠心機の半径（R）の関係は，次式で表される．

$$g = 11.18 \times (\mathrm{rpm}/1,000)^2 \times R$$

③攪拌条件の違いによる検査値への影響

・実習の前日にEDTA-2K入り採血管にて末梢血液を採取する．
・10 mlスピッツ管に血液3 mlを入れ，生理食塩液で3回洗浄後，生理食塩液を加えて10 mlにする．
・尿コップにすべての尿を採尿し，別の尿コップ3個にそれぞれ50 mlずつ分注する．
・各尿コップに洗浄赤血球を1 mlずつ分注し，蓋をして静置する．
・翌日，尿コップを無回転，10回転，30回転させたあと，沈渣を作製し赤血球数を求め，回転数の違いによる検査値への影響を調べる．

④尿酸塩の除去

・実習の数日前より採尿した尿のpHを測定し，アルカリ性であれば酢酸を入れて酸性にする．
・酸性尿を冷蔵庫にて保管する．
・尿酸塩は必ずしもすべての検体で析出するものではないので，検体は多く準備する．
・尿酸塩が析出した検体を実習で用いる．
・検体を攪拌し，スピッツ管に10 ml分注する．
・500 g，5分間，遠心後，外観を観察する．
・スピッツ管を60℃のお湯にて加温し溶解させる．

レポート課題

①採尿方法による尿の種類について考察する．
②潜血反応と沈渣赤血球の関係について考察する（特に乖離例の原因について）．
③蛋白尿と尿沈渣成分の関係について考察する．
④尿中白血球と細菌の関係について考察する．
⑤混濁尿の鑑別方法について考察する．

（野崎　司）

アドバンスコース

<染色法>

1．Prescott-Brodie染色（P-B染色）
①染色の目的
尿中の白血球の判定は，腎盂腎炎や膀胱炎などの腎・尿路系の炎症の診断や治療に役立っている．しかし，尿中には変性した白血球大の小型細胞などがみられ，これらの鑑別に用いられる．

②染色液の調製
Ⅰ，Ⅱ，Ⅲ液を混和し，48時間放置後，濾過して使用する．本染色液は褐色ビンに保存すれば数カ月間有効である．ただし，結晶が析出するので，ときどき濾過する必要がある．

  Ⅰ液 2,7-ジアミノフルオレン 300 mg
     フェロキシンB   130 mg
     95％エチルアルコール 70 ml
  Ⅱ液 酢酸ナトリウム   11 g
     0.5％酢酸   20 ml
  Ⅲ液 3％過酸化水素水   1 ml

③染色方法
尿沈渣0.2 mlに染色液を2〜5滴滴下する．ただし，本染色法は酵素反応を利用しているため，白血球が多いときは基質量が不足することなどにより染色液を多めに加えないと染色されないことがある．

④染色態度
好中球，好酸球，単球などのペルオキシダーゼを有する細胞は紫色〜黒色に染まり，リンパ球および他の細胞は赤色に染まる．

2．Sudan Ⅲ染色
①染色の目的
尿沈渣中に観察される脂肪成分は，脂肪球，脂肪円柱，卵円形脂肪体がある．これらの主成分はコレステロールやコレステロールエステルが多く，Sudan Ⅲ染色で橙色〜赤色に染まる．

②染色液の調製
70％エタノールにSudan Ⅲを溶解し，密栓して56〜60℃の孵卵器に12時間入れたあと，室温に戻し，濾過して保存する．

  70％エタノール 100 ml
  Sudan Ⅲ   1〜2 g

③染色方法
尿沈渣0.2 mlに染色液を2〜3滴滴下する．

④染色態度
脂肪球，脂肪円柱，卵円形脂肪体は橙色〜赤色に染まる．

3．Lugol染色
①染色の目的
尿沈渣中のグリコーゲンを含有する細胞（中層型〜深層型扁平上皮細胞）やデンプンの確認に用いる．

②染色液の調製
ヨウ化カリウムを5〜10 mlの蒸留水に溶かし，ヨードを加えて溶解させ，完全に解けたら残りの蒸留水を加える．

  ヨード   1 g
  ヨウ化カリウム 2 g
  蒸留水   300 ml

③染色方法
尿沈渣 0.2 ml に染色液を 1 滴滴下する.
④染色態度
グリコーゲン含有細胞は褐色に，デンプンは紫色〜黒色に染色される.

<偏光顕微鏡>
卵円形脂肪体や脂肪円柱の脂肪成分（コレステロールエステル，リン脂質，糖脂質などの場合）は，偏光顕微鏡下では特有の重屈折性脂肪体（マルタ十字：Maltese cross）を認める.

偏光プリズムのアナライザを接眼鏡に，ポラライザを集光レンズの上に装備し，反射鏡を調節して被検物を照明しながらポラライザを転回し，両プリズムがお互いに直角となると視野は暗黒となり，重屈折をなすリポイドは⊕のように 4 分され，光輝を放ってみえる.

(野崎　司)

6 腎機能の一般検査（尿濃縮試験，尿希釈試験）

実習目的

水分の摂取や抑止による簡単な負荷試験と尿性状検査を行い，腎の尿生成における水分量の変動と血漿浸透圧の調節が，きわめて密接にかかわっている生理的代謝の理論を検証する．

もう一つ重要なことは，正しいサンプリングである．尿検査は患者（被検者）に検体尿の採取を依頼しており，インフォームドコンセント次第で検体尿の適否が左右される．そこで，わかりやすい検査の説明と検体採取についての注意，および患者接遇のコミュニケーション力の基本態度を養う．

実習目標

①腎臓における尿水分調節機構を説明する．
②抗利尿ホルモン（ADH）と生理作用を知る．
③血漿浸透圧の維持と抗利尿ホルモン（ADH）の分泌機構を説明する．
④濃縮試験・希釈試験の検査の説明（被検者への検査のインフォームドコンセント）をする．
⑤被検者（患者）に正確な尿採取の依頼をする（口頭および文書作成）．

測定原理　図Ⅲ-22（希釈試験・濃縮試験の原理）参照．

器具
・尿コップ（使い捨て）
・メスシリンダー
・pH 試験紙
・比重計（浮秤式，屈折計式）
・尿浸透圧測定器

試薬調製　必要ない．

検体準備　学生同士が被検者（模擬患者）となり，採取する（1グループ5〜6人の構成）……内訳：濃縮試験用（2人），希釈試験用（2人），標準対照（1〜2人）．

実習前日の放課後などの時間に，グループ単位でロールプレーイング

腎臓に異常のある人，体調の優れない人は，濃縮・希釈の被検者から除外する．

図Ⅲ-22 希釈試験・濃縮試験の原理

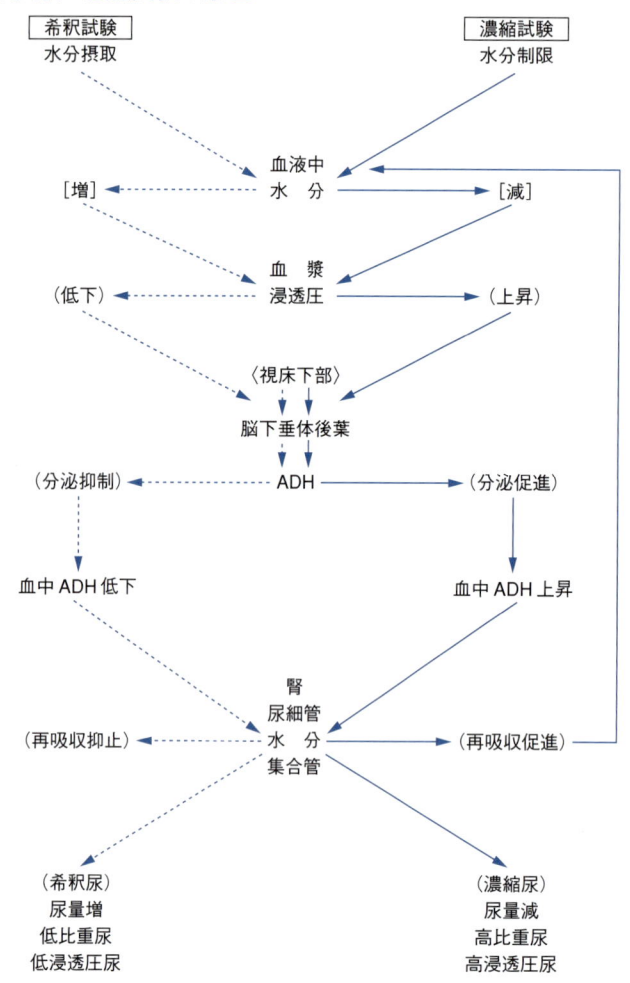

```
[希釈試験]                    [濃縮試験]
水分摂取                      水分制限
    ┊                            │
    ┊           血液中            │
  [増]←┄┄┄┄┄┄ 水 分 ┄┄┄┄┄→[減]
                  │
                  │
               血 漿
  (低下)←┄┄┄┄ 浸透圧 ┄┄┄┄→(上昇)
                  │
               〈視床下部〉
                  ↓↓↓
               脳下垂体後葉
                  ↓↓↓
  (分泌抑制)←┄┄┄ ADH ┄┄┄→(分泌促進)
     ┊                          │
     ┊                          │
  血中ADH低下                 血中ADH上昇
     ┊                          │
                 腎
                尿細管
  (再吸収抑止)←┄ 水 分 ┄→(再吸収促進)
                集合管
                  ┊
       ┌┄┄┄┄┄┄┄┄┴┄┄┄┄┄┄┄┄┐
    (希釈尿)                (濃縮尿)
    尿量増                   尿量減
    低比重尿                 高比重尿
    低浸透圧尿               高浸透圧尿
```

形式により，検査の説明と検体採取の依頼および注意事項について，検査のインフォームドコンセントおよび検査のクリニカルパスを行っておく．

操作法

■ **フィッシュバーグ濃縮試験（Fishberg concentration test）**
（実習に合わせて一部改変）
①試験前日の午後8時までに夕食をすませ，以降，飲食を禁止する．
②就寝前および夜間に排尿したものは捨てる．
③起床時排尿を我慢できない場合は捨てる．
④実習開始後ただちに排尿のすべてを尿コップにとる．
⑤以降，1時間ごとに2回〜3回，同様に採尿する．
　　（午後から実習の場合は，朝食を遅くとも8時までに軽くすませ，以降飲食を禁止する．13時開始後ただちに排尿のすべてを尿コップにとる．以降，1時間ごとに2〜3回，同様に採尿する．）

■ **フィッシュバーグ希釈試験（Fishberg dilution test）**
（実習に合わせて一部改変）
①採尿の条件は濃縮試験に準ずるが，試験開始までの排尿はすべて捨

てる．

②念のため排尿させたあと，水（冬期は体温程度に暖める）20 ml/体重 kg を飲ませる．

（すみやかに飲むのが望ましいが，遅くとも 30 分以内には飲み終える．）

③飲み終えたらできるだけ安静にして，4 時間目まで 30 分ごとの排尿をすべて回収する．

■ 両試験で時間ごとに採取された各尿について一般的性状を調べる

①一般性状（におい，色，混濁の有無）
②尿量の計量（メスシリンダを用いる）
③比重の測定（浮秤式，屈折計）
④尿浸透圧の測定（⇒アドバンスコース）

結果

①尿量に対し比重（尿浸透圧）および尿色調の関係を図表に表す．

②希釈試験判定：試験開始後，排泄尿量のピークは試験開始後 90～120 分で，4 時間以内に飲水量の 80% は尿として排泄される．この間，尿比重がどれほど下がるかをみる．健常者の比重は 1.001～1.003（40～80 mOsm/kg）まで下がるが，1.005（100 mOsm/kg）より低下しない場合は希釈能に障害がある．

③濃縮試験判定：各尿の比重が 1 つでも 1.022 以上の値を示せば正常とみなす．1.010 以下は低張尿，1.020 を等張尿と呼ぶ．

④浸透圧は年齢差や季節変動がみられる．基準値は 850 mOsm/kg 以上を正常の目安とするが，高齢者では 500 mOsm/kg 程度に止まる．最大尿浸透圧が 600 mOsm/kg 以下の場合，尿濃縮障害があると考えられる．

検討課題

①濃縮・希釈試験の検査に際し，被検者（患者）に対する接遇の基本的態度とインフォームドコンセントのあり方についてマニュアルを作成する．

②クレアチニンクリアランス（creatinine clearance；C_{cr}）の推算式および糸球体濾過値の推算式（estimated glomerular filtration rate；eGFR）について演算し，各式の特性について知る．

血清クレアチニンの値は，Jaffé 法と酵素法の各基準値範囲の表示値より，自分の性別と年齢に準ずる数値を設定して行う．

評価

①被検者に対し検査のクリニカルパスとインフォームドコンセントは適切であったか評価する．

②実習の結果が抗利尿ホルモンと腎の水分調節の生理的メカニズム理論と整合を得たか評価する．

> **レポート課題**

①比重と浸透圧の相違と臨床的意義について考察する．
②腎の水分調節機構の根幹をなす糸球体濾過量と尿細管・集合管の再吸収による尿量調節機構より実習結果を考察する．

文献：
1) 斉藤寿一：尿検査法 3) 濃縮試験．検査と技術，20 (6)：174, 1992.
2) 金井 泉編：臨床検査提要（改訂第31版）．金原出版，1998, 1490～1492.

（野崎　司・辰喜亮介）

7 OTC（一般用医薬品・検査薬）と POCT（臨床現場即時検査）

実習目的

OTC（over the counter）検査および POCT（point of care testing）は，診療や療養などの現場で最も近い該当者が測定を行う体外診断検査システムであることを理解し，POCT 組織体系のなかで臨床検査技師が果たすべき役割と責任の重要性を認識する．

実習項目

①OTC 検査：妊娠検査薬（または，排卵予知検査薬）
②POCT：尿ミクロアルブミン試験紙法，尿中レジオネラ菌抗原検査，便中ロタウイルス検査など

実習目標

①頻用される検査薬や簡易測定機器について，原理の説明と取り扱いおよび操作をする．
②検査特性や性能について精通し，「検査のインストラクター」や「検査のコンサルテーション」などの基本的な対応をする．

実習準備

①OTC——OTC 検査薬は，あらかじめグループごとに近くの薬局・薬店で実際に買い求めておく．
②POCT——尿ミクロアルブミン試験紙，または簡易血糖測定器，他は学校で準備．

試薬調製　必要なし．キットは学校で用意．OTC 検査薬はグループ単位で購入．

検体準備　健常者試料は学生が，陽性（擬似）試料は学校で準備する．

操作法　添付使用説明書に準ずる．

結果　添付書の基準に従って判定．

検討課題
それぞれ，グループで調査，検討
①OTC検査薬のマーケティング・リサーチ（売り出しているメーカーの数，販売時の説明状況など）を行い実状について知る．
②POCTが，"医療の質を高め被検者のQOL（quality of life）に資する検査"である具体的事項を列挙し，それぞれの意義について説明する．

評価
①使用説明書はわかりやすく注意事項は適切かを評価する．
②使用説明書で正確な測定操作が実施できるか評価する．
③明瞭な結果の判定ができるか評価する．
④測定精度と検査診断性能を評価する．

レポート課題

POCTコーディネータ制度において臨床検査技師が果たすべき役割について考察する．

解説

(1) OTCは，かぜ薬など医師の処方箋なしに購入できる"一般用医薬品"のことである．今や，国民病といわれる糖尿病患者などセルフケアの必要から，OTCの扱いで尿グルコース試験紙，尿蛋白試験紙，尿潜血反応，それに妊娠検査薬の4項目の検査薬が承認を得て，薬局店やドラッグストアで店頭販売されている．しかし，血糖自己測定（SMBG；self-monitoring of blood glucose）は行っているが，OTC検査薬として認可されていない．

(2) POCTは，日本臨床検査自動化学会POC推進委員会のガイドライン（平成20年改定）で，日本語の名称を「臨床現場即時検査」とし，その定義の概要は「被検者の傍らで医療従事者が行う検査であり，検査時間の短縮および被検者が検査を身近に感ずるという利点を活かし，迅速かつ適切な診療・看護，疾病の予防，健康増進等に寄与し，ひいては医療の質，被検者のQOL（quality of life）および満足度の向上に資する検査である」と定め，OTC検査薬をPOCTの範疇としている．

文献：
1) 窪田規一：OTC検査薬の現状と問題点．臨床検査，48（12）：1511〜1517，2004．
2) 松尾収二：POCTガイドラインとコーディネータ制度の動き．*Medical Technology*，33（10）：1047〜1051，2005．

（水上紀美江・辰喜亮介）

2 脳脊髄液（髄液）

III 一般検査法

実習目的

髄腋検査は髄膜炎の診断・治療には必須の検査であるが，その採取法はきわめて侵襲的で，採取される検体量も少ないことが多い．また緊急を要するため，速さと正確さが要求される．髄腋検査の意義を理解し，技師として臨床に貢献することを認識する．

実習項目

①細胞数の算定──フックスローゼンタール計算盤の使い方
②細胞の判別──Giemsa 染色標本の作製方法および鑑別

実習目標

①検体の取り扱い，希釈方法，フックスローゼンタール計算盤の使い方，算定方法
②Giemsa 染色標本の作製方法および細胞の鑑別ができる．
③細胞数，細胞分類の結果からの疾患の推定ができるようになる．

実習準備

①フックスローゼンタール計算盤
②Samson 染色液，Giemsa（Wright）染色液
③リン酸緩衝液

試薬調製

・Samson 染色液
・Giemsa（Wright）染色液
・リン酸緩衝液

検討課題

①疾患による細胞数と細胞分類を知る．
②細胞数と髄液中の糖と蛋白の関係をみる．

> レポート課題

①迅速，正確に操作する手順を整理する．
②髄液検査の意義，重要性を考察する．

1 検体の採取法と取り扱い

脳脊髄液（cerebrospinal fluid；CSF）は脳室・くも膜下腔に無色透明の水様で存在する．その働きは，①脊髄や脳を保護，物理的外圧から守り，②中枢神経系の機能維持で血液脳関門を通じて電解質，他の生化学物質が調節され恒常性を保ち，③組織液としての機能として，病原微生物や異物が侵入すると髄液中の白血球が増加しそれらを排除する．また，脳の老廃物をリンパ系に運搬し排除する働きをもつ．

脳脊髄液検査の意義としては，中枢神経系感染症，脳血管障害（くも膜下出血），脱髄疾患〔Guillain-Barré（ギラン・バレー）症候群〕，脳腫瘍，髄膜白血病などがあげられてる．

> 検体の採取法　（見学）

腰椎穿刺（図Ⅲ-23）

通常行われる方法で，採取時に液圧測定，クエッケンシュテット（Queckenstedt）試験が同時に行われる．
方法は体位は側臥位とし，背中をまるめ，椎間腔を大きく開かせるようにする．穿刺する部位は第2腰椎以下の正中部とされている．第4，5腰椎（L4，L5）間で行われる．

・液圧（髄圧）測定：髄腔への針の到着が確認できたら液圧を測定する．基準値：70～180 mmHg．
・Queckenstedt試験：液圧測定のとき両側頸静脈を手で圧迫する．正常は液圧が急速に上がり（数秒で100 mmH₂O以上上昇），圧をとると10秒以内に下がる．脊髄腫瘍，癒着性くも下膜炎などくも膜下腔が完全閉塞している場

図Ⅲ-23　腰椎穿刺
(Vander Salm, T. J. et al.：Atlas of Bedside Procedures. LittleBrown, 1979 より)

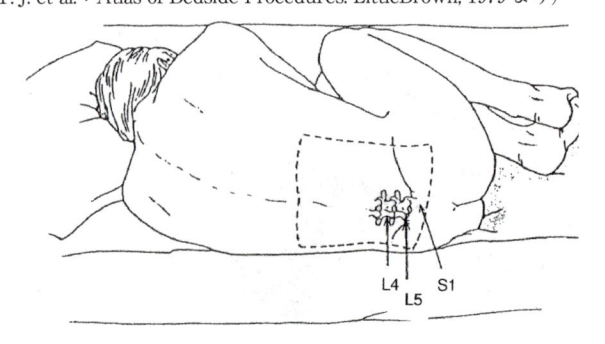

合は液圧の上昇がない．不完全閉塞の場合は，圧迫したときの液圧の上昇，下降ともに緩慢である．

後頭下穿刺（大槽穿刺）（図Ⅲ-24）

腰椎の棘突起が狭く穿刺が困難なとき，脊髄やくも膜下腔の閉塞の疑いがあるときに行われる．体位は側臥位，穿刺部位は外後頭隆起下方の正中線上で，軸椎棘突起上約0.5 cmに針先を眉間の方向に向けて挿入し，透視下で針先を大後頭孔の端をすべらせながら大槽に刺入する．採液の際，ミエログラフィを施行することにより脊髄の腫瘍部位や閉塞部位を確認することができる．

脳室穿刺（図Ⅲ-25）

脳腫瘍，くも膜下出血や水頭症などで生じる頭蓋内圧亢進状態に対して，脳圧を下げるための治療法として行われる．方法は，頭蓋骨に穴をあけ脳実質を穿破し，側脳室のドレーン先端を挿入する．体外，頭皮下に貯留層をつくり髄液を導出する．頭皮下貯留層があれば，ここから髄液を採取したり，薬物を注入したりする．

図Ⅲ-24　後頭下穿刺
（加地正郎ほか：髄液検査法．朝倉書店，1985，改変）

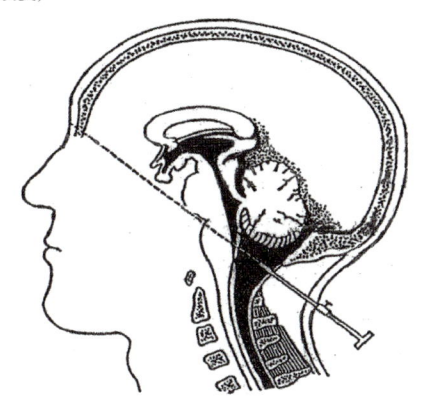

図Ⅲ-25　脳室穿刺
（野村和弘ほか：癌の外科手技シリーズ6　悪性脳腫瘍．メジカルビュー社，1993，改変）

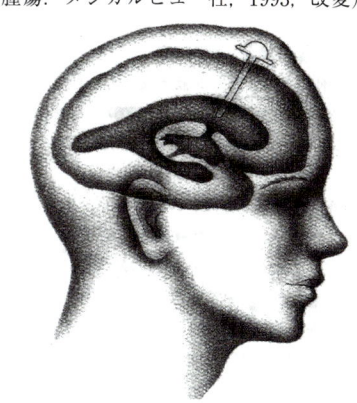

一般的性状（肉眼的観察）（☞カラー口絵57）

髄液は正常では無色透明であり，混濁や着色があれば病的と考える（**表Ⅲ-9**）．しかし，血性などは穿刺時の際の出血の可能性もあるので，穿刺時の状態などについての臨床からの情報が検査の際に必要になる．病的なものとして下記のものがある．

表Ⅲ-9　髄液の肉眼的所見

肉眼的所見	髄液の状態	考えられる疾患
無色透明	正常	正常，ウイルス性髄膜炎
混濁	高度の細胞増加	細菌性髄膜炎
日光微塵	軽度から中等度細胞増加	真菌性・結核性・好酸性髄膜炎
キサントクロミー	頭蓋内出血後，遠心後黄色	くも膜下出血，新生児の脳室出血
血性髄液	遠心後透明	頭蓋内出血後，穿刺時の出血

①**混濁**：細胞の増加を示している．特に細菌性髄膜炎で著しい．細胞が軽度から中等度の増加では，髄液の入った試験管を日光にかざして軽く振ると細胞を微細な粒子（日光微塵）としてみられる．

②**キサントクロミー**（黄色調髄液）：髄液上清が淡桃色から黄色を示す状態である．この色調は通常，赤血球の崩壊があったときにオキシヘモグロビン，メトヘモグロビン，ビリルビンが関与する．キサントクロミーは髄液中に血液が少なくとも1～2時間，存在したことを意味している．

③**血性髄液**：「穿刺時の局所性血管，損傷による血性は腰椎穿刺実施例の2%に及ぶ」という報告がある．このときの上清は清澄で，くも膜下出血によるものはキサントクロミーとなり，区別される．

（吉田恵三子）

2 化学的検査

蛋白定量

微量蛋白測定のピロガロールレッド法などの色素法が一般的である．

基準範囲：10～50 mg/dl（腰椎穿刺），脳室穿刺は低め（腰椎穿刺の3割）
　　　　　　新生児（7日）35～180 mg/dl

臨床的意義（病的変動と関連疾患）

- 血液脳関門の破壊，透過性の亢進による血清蛋白の移行：髄膜炎，Guillain-Barré（ギラン・バレー）症候群
- 中枢神経組織内での免疫グロブリン産生の亢進：多発性硬化症，脳炎
- 血性蛋白の増加：多発性骨髄腫
- 出血による蛋白の増加：くも膜下出血，脳腫瘍，脳出血
- 髄液の循環障害：脊髄腫瘍

その他の蛋白（アルブミン，免疫グロブリン）

　＊アルブミン：微量蛋白は尿中アルブミンを測定する方法で測定される．

　＊免疫グロブリン（IgM，IgA，IgG）：髄液の総蛋白とともに免疫グロブリンを測定することにより，血液脳関門の破壊や透過性亢進による血清蛋白の移行髄膜炎，ギラン・バレー症候群，中枢神経組織内での免疫グロブリン産生の亢進で多発性硬化症，脱髄性疾患などが診断される．

　＊腫瘍マーカー：フェリチン，β_2-ミクログロブリン，

　＊オリゴクローナルバンド，ミエリンベーシックプロテイン

糖定量

測定法には電極法，酵素法がある．

基準範囲は50～80 mg/dlであり，正常状態で血糖の60～80％に維持されている．必ず血糖の測定を行い比較する必要がある．

臨床的意義（病的変動と関連疾患）

髄液中の糖の低下では細菌性髄膜炎，結核性髄膜炎，真菌性髄膜炎，悪性腫瘍の髄液浸潤などがある．これは，好中球や病原微生物の増加による嫌気性解糖作用の促進や血液脳関門の破壊による糖の移送障害などが考えられる．また，頭蓋底骨や側頭骨の骨折により硬膜が破れると，鼻腔や内耳などに髄液が流出し水様性の鼻汁や耳漏を認めることがある（髄液漏）が，鼻汁や耳漏には糖がわずかしか含まれてないので，糖を測定することにより鑑別に役立つ．

<LD>

髄液中のLDは髄膜炎の種類や程度を推測するのに有用で，細菌性髄膜炎ではウイルス性髄膜炎に比べ著明に上昇し，病初期での髄膜炎の鑑別，予後の推定，治療効果の指標に役立っている．

基準範囲：50 U/l以下，新生児53.1±21.2 U/l（GCSS）

LDアイソザイム

LD₄, LD₅はほとんど認められない（LD₁, LD₂, LD₃＞LD₄, LD₅）．

臨床的意義（病的変動と関連疾患）

細菌性髄膜炎：LD₄, LD₅が著明に上昇（好中球優位）．

ウイルス性髄膜炎：LD₂, LD₃が増加（リンパ球由来）．

中枢神経組織の広範囲な障害，破壊があるとき（LD₁, LD₂が増加）．

＜CK＞

CKアイソザイムではほとんどCK-BB（脳由来）である．上昇する疾患は脳組織の破壊よるもので，髄膜炎，脳挫傷，脳腫瘍，脳血管障害，多発性硬化症がある．

基準範囲：6 U/l以下

（吉田恵三子）

3 細胞学的検査

細胞数算定

髄液細胞数の算定は中枢神経系の感染症の診断，治療の方針の推定を行ううえで重要な検査法である．そのために正確な数，分類が要求され，精度の高い技術が求められる．

(1) 希釈方法

①マイクロピペット法：髄液を軽く混和後，180 μl とり，サムソン液 20 μl を加える．検体量が少ないときは量を変えてもいいが，髄液（9 溶）：サムソン液（1 溶）とする．プラスチック（ポリプロピレン）製の小試験管にとり，混和後，計算盤に注入する．

②メランジュール法：白血球用メランジュールで1の目盛りまでサムソン液を，11 まで髄液をとり，混和後はじめの1滴を捨て，計算盤に注入する．メランジュールは吸い口を用いてサンプリングすることから感染の危険性を伴う．

サムソン液調製法

10%フクシン水溶液	2 ml
酢酸	30 ml
飽和フェノール	2 ml
精製水で100 ml にする	

10%フクシン水溶液（フクシン 200 mg ＋精製水 2 ml）

(2) 算定方法

- 計算盤はフックス・ローゼンタール計算盤[*1]を用いる（図Ⅲ-26）．
- カバーガラスはニュートンリングがみられるようにかける．
- サムソン液にて希釈した髄液（約5分放置後[*2]）を注入する．
- 3〜5分放置する[*2]．
- 200倍[*3]（対物レンズ×接眼レンズ＝20×10）で鏡検し全16区画[*4]を算定する．

図Ⅲ-26 フックス・ローゼンタール計算盤

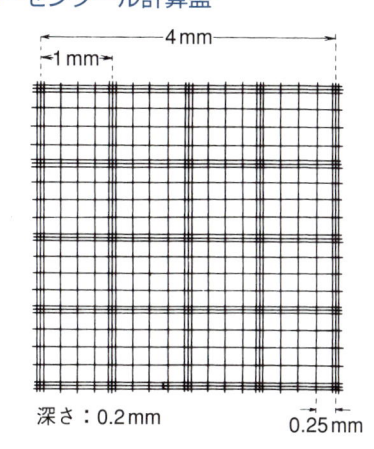

深さ：0.2 mm　0.25 mm

[*1] ビュルケル・チュルク計算盤を用いてもいいが，その特性を理解したうえで使用する．
[*2] 赤血球が混入したとき，それを溶血，細胞の核染を十分行うため，サムソン液希釈後，5分放置して計算盤に注入する．注入後5分静置すると，細胞が沈み，算定しやすい．混入した赤血球の細胞数の補正は次頁の「補正方法」を参照する．
[*3] 400倍のほうが核の分類には観察しやすいが，作業能率から200倍が適切である．
[*4] 細胞数が多いときは算定区画を少なくして16区画に換算する．

細胞数の報告

フックス・ローゼンタール計算盤（全区画 $16\,mm^2$，深さ $0.2\,mm$，容積 $3.2\,\mu l$（mm^3））を用いたとき，

　　全細胞数を a とすると，$1\,\mu l$ 中の細胞数 $= a/3.2 \times 10/9 = a/3$

ビュルケル・チュルク計算盤（全区画 $9\,mm^2$，深さ $0.1\,mm$，容積 $0.9\,\mu l$（mm^3））を用いたとき，

　　全細胞数を a とすると，$1\,\mu l$ 中の細胞数 $= a/0.9 \times 10/9 = a \times 1.2$

・結果値は測定値そのままを表す $a/3\,\mu l$ とする報告方法もあるが，整数として（　）$/\mu l$ を用いることが望ましい
・最小値は 1 とし，1 に満たないときは $1/\mu l$ 以下とする．

　　正常値　新生児：$25/\mu l$ 以下

　　　　　　乳児：$20/\mu l$ 以下

　　　　　　乳児以降：$5/\mu l$ 以下

・血液が混入したときの補正方法

	血中 (B)	髄液 (CSF)
RBC ($/\mu l$)	500×10^4	10×10^4
Ht	40%	
WBC ($/\mu l$)	10,000	
蛋白 (g/dl)	7.0	

髄液中への血中 WBC の混入数
$= WBC\,(B) \times \dfrac{RBC\,(CSF)}{RBC\,(B)}$
$= 100{,}000 \times \dfrac{10 \times 10^4}{500 \times 10^4}$
$= 200/\mu l$（これを算定数より差し引く）

髄液中の蛋白の混入は
$= TP \times \dfrac{100 - Ht}{100} \times \dfrac{RBC\,(CSF)}{RBC\,(B)}$
$= 7{,}000 \times 0.6 \times 10 \times 10^4 / 500 \times 10^4$
$= 84\,mg/dl$（これを髄液蛋白量から差し引く）

＊赤血球数算定は希釈を生理食塩液にて行い（髄液 $180\,\mu l$，生食 $20\,\mu l$），算定する．

　ビュルケル・チュルク計算盤を用い，大区画 1 個中の赤血球数を数え，100 倍すれば $1\,\mu l$ あたりの数が求められる．

細胞分類

計算盤上では算定とともに細胞を単核球と多核球に分類する（☞**カラー口絵58**）．
細胞分類の目的は，早急な治療を必要とする細菌性髄膜炎の早期発見である．サムソン染色で分類可能なものは好中球，リンパ球，単球，組織球である．それぞれの出現意義はあるが，計算盤上では単核球と多核球の 2 種類に分類する．

　　単核球（リンパ球＜単球，組織球）

　　多核球（好中球，好酸球，好塩基球）

●単核球

①リンパ球：大きさは $8\sim10\,\mu m$ と髄液で最も小型の細胞で，円形または切れ込みを有する核をもち，細胞質はサムソン液には淡く染まり，狭くリング状に見える．ウイルス感染症，慢性炎症で増加する．異型リンパは成熟リンパ

に比べ 1.5～2 倍の大きさで，ウイルス性髄膜炎で出現する．計算盤で分類するのは困難である．細胞塗抹標本（May-Giemsa 染色，Wright 染色）を作製し観察すると，細胞質が塩基性に染まるなど特徴的形態を示す．計算盤分類では単核球に分類する．

② 単球：大きさは 15～17 μm とリンパ球に比べて大きく，核は類円形で深い切れ込みや巻き込み，馬蹄形を示す．細胞質はリンパ球に比べ大きく，サムソン液によく染まり赤桃色である．単球の出現は髄膜の炎症やくも膜下出血など髄膜への刺激に対して反応性に増加する．

③ 組織球：大きさは 16～25 μm と大型である．核は細胞の大きさに比べ小さく，偏在していることが多く，多核を示すこともある．細胞質はひろく，赤血球片，ヘモジデリン顆粒の貪食がみられる．サムソン液には淡い桃色に染まる．くも膜下出血，髄液腔内出血を証明できる所見である．

● 多核球

① 好中球：大きさは 12～14 μm で，核は分葉しているが，重なっていたり変性していて，ボール状，桿状にみえる．細胞質はサムソン液には染色されず，類円形から偽足をもった不整形にみえる．多数出現，または変性が強くて分類困難なときは，細胞塗抹標本を作製して確認すると容易に鑑別できる．細菌性髄膜炎や急性炎症で増加を示す．

② 好酸球，好塩基球：大きさ，細胞質の染色性も好中球と同様で，鑑別は困難であるが，好酸球は計算盤上で好中球に比べ円形のものが多く，細胞質内がやや輝くような淡い橙色調を呈する．ロイドメガネ様の 2 核など特徴的なものがあれば鑑別はできるが，計算盤上では困難である．細胞塗抹標本にて確定することが望ましい．好酸球の増加するものに寄生虫髄膜炎，アレルギー反応がある．好塩基球は各種髄膜炎の回復期に数％の割合で認めるが，計算盤上では鑑別が困難で，細胞塗抹標本を作製し確認する．

● その他の細胞

他の細胞として出現率が最も高いのは赤血球である．頭蓋内出血など病的なものと，穿刺時のものがあるが，病的なものは変性しているものが多い．少量ならばサムソン液で溶血して消失するが，出血が多ければ残存しやすい．ドレナージ髄液では収縮変性や破砕片となり認められる．

また，病的なものとしては，各種病原微生物，脳ヘルニアに由来する脳組織細胞，原発性脳腫瘍，転移性脳腫瘍などがある．また，リンパ性白血病の寛解状態で白血病細胞が出現することがある．

髄液細胞塗抹標本の観察

髄液細胞の塗抹標本を作製し観察することにより，詳しくその病態を知ることになる．特に悪性腫瘍，白血病などの病的細胞，または変性の強い細胞，反応したリンパ球，単球など，サムソン染色では判断が困難なものについては有用である．

塗抹標本の作製

髄液は採取量が少なく，細胞数も通常少数である．採取後の細胞の変性は速い．少なくとも採取後1時間以内に標本を作製する必要がある．

●引きガラスによる細胞塗抹法

①髄液を800 rpm，5分遠心する．上清をデカントする（上清は化学検査に用いる）．

②沈渣にヒトAB血清をおよそ3 g/dl蛋白量になるように加え，静かに混和する．

③5～10 μlをスライドガラスにとり，引きガラスで塗抹する．このとき最後は引ききらず1歩手前で止める．

④塗抹後，ドライヤーなどですぐに乾燥させる．

●細胞収集装置による標本作製法（サイトスピン，オートスメア）

①細胞数算定後の髄液を800 rpm，5分遠心する．上清をデカントする（上清は化学検査に用いる）．

②スライドガラスに専用のペーパーフィルタ，サンプルチャンバーの順に重ねてホルダーで固定する．①で得た沈渣に0.1％ウシアルブミン加リン酸バッファーを0.1 m添加する．

③チャンバーに髄液沈渣を60～100 μl（細胞数により量を変える）注入し，本体にセットし，600 rpm，3分遠心する．

④遠心後，素早くホルダーより取り出し，乾燥させる．

●染色法

染色は血液標本と同様，May-Giemsa染色，Wright染色を行う．

疾患と細胞所見

- ウイルス性髄膜炎（☞**カラー口絵59-A**）：細胞数は中等度の増加でリンパ球優位，大型の異型リンパ球を認める．これは典型例で，小児のエンテロウイルス感染では初期は好中球優位を示すが，大型の異型リンパ球が出現することから細菌性髄膜炎と鑑別できる．

- 細菌性髄膜炎（☞**カラー口絵59-B**）：急激に発症し，頭痛，悪寒，発熱とともに髄膜刺激徴候を認める．著しい細胞増多があり髄液は白濁している．好中球優位で単核はリンパ球より単球が多い．治療で抗菌薬がよく効くとリンパ球優位となり形質細胞が散在する．しかし，再燃すると再び好中球優位となる．

- 結核性髄膜炎：中等度の細胞増多を認め，リンパ球優位であるが，発症初期や重症例では好中球優位を示し，ウイルス性髄膜炎によく似ている．

- 真菌性髄膜炎（クリプトコックス髄膜炎）：クリプトコックス髄膜炎は日和見感染や抗菌薬，ステロイド，免疫抑制薬などの投与による免疫力低下で起こる．免疫不全を伴う例では菌体の著しい増生，大小不同を示し，大型のものが多く，細胞数の増加はあまりなく，わずかリンパや単球が散在する程度であるが，免疫不全を伴わない例ではリンパ球主体の中等度の細胞数増多を示

しリンパが多く，他は単球である．クリプトコックスの菌体を確認する方法として墨汁法がある．

- 好酸球性髄膜炎：髄液に好酸球が増加する病態で，寄生虫感染症などがある．アレルギー反応，髄膜炎や悪性腫瘍の髄膜浸潤に対する2次的反応，非ステロイド性消炎薬，抗生物質の副作用などがある．
- 腫瘍性疾患：計算盤で腫瘍細胞を確定するのは困難であるが，通常，髄液中に認める白血球とは，細胞の大きさ，集塊しているなど，違いがみられ，腫瘍細胞を推定できる．腫瘍細胞を疑ったらただちに塗抹標本を作製し鑑別を行う．原発性脳腫瘍や腺癌，扁平上皮癌，小細胞癌などの転移性腫瘍，白血病，悪性リンパ腫の浸潤（☞**カラー口絵 59-C**）などがある．白血病で完全寛解時に髄液に再発し白血病細胞を多数認めることがある．

文献：
1) 日本臨床衛生検査技師会髄液検査法編集ワーキンググループ編：髄液検査法．2002．
2) 金井泉ほか：髄液検査．第16編 臨床検査法，臨床検査提要，金原出版，1998．
3) 伊藤機一監修：一般検査領域における穿刺液細胞アトラス．医歯薬出版，1994．
4) 石井雅大：髄液の採取と検査の進め方．*Medical Technology*, 31（5）：472〜475, 2003．
5) 奈良 豊：髄液の生化学検査．*Medical Technology*, 31（5）：476〜482, 2003．
6) 山本慶和：当直時に役立つ検体検査虎の巻 一般検査 髄液検査．*Medical Technology*, 31（11）：1192〜1196, 2003．

（吉田恵三子）

III 一般検査法

3 糞便

実習目的

便を用いた検査には便潜血検査・吸収試験・寄生虫検査・便培養検査がある．ここでは，便の性状，便潜血検査，吸収試験の検査の意義を理解する．便の性状を観察することは病態を知る手がかりとなる．また，便潜血検査は大腸癌を早期発見する検査として重要である．また，吸収試験は栄養状態の評価に有用な検査である．

実習項目

①便の性状
②便潜血検査（化学法・免疫法）
③吸収試験（脂肪染色）
④寄生虫検査

実習目標

①便の性状と疾患の関係を知る．
②便潜血検査の意義と，化学法・免疫法の特性を知る．
③吸収試験の意義，便脂肪染色の手技を知る．
④寄生虫検査の意義，寄生虫の鑑別法を知る．

実習準備

・便
・Sudan 染色液

1 便の一般的性状と検査法

A．便の性状

排便は日に1回ないし2回が普通と考えられる．健康な便はバナナのような大きさで，排便後その形を保っている．便の硬さは含水分に関係する．3日も1週間を出ない人もいるが，その便は固くて，コロコロと鹿の糞のような形状をなす．消化器の吸収不良や腸炎などによる下痢便は泥水様や水様性であったりする．また，色は胆汁分解物の混合で黄褐色であるが，アメーバ赤痢では血便であったり，十二指腸・胃潰瘍からの多量出血があるとタール便と呼ばれる黒色や黒褐色となる．結腸や肛門からは鮮赤色，大腸の炎症や過敏性大腸症候群では便に大量の粘膜が混じる．大腸の炎症や潰瘍では膿が混じることもある．灰白便は胃透視後，胆道閉塞などに出現する．後述する検査，便潜血検査が陽性の便であっても，便の色は赤くなく黄褐色のことが多い．

B．寄生虫検査

寄生虫検査は，便の中の寄生虫または卵を顕微鏡で検出し同定していく検査である．衛生環境のよくないころは回虫などが多く，また鮎などを生食する習慣のある地方では横川吸虫卵などがよく検出された．近年は海外渡航者や輸入品からの寄生虫も多い．蟯虫などは保育園や小学校で集団発生することから，定期的にセロファン法で検査が行われている（「⑤寄生虫検査」の項を参照）．

C．便潜血検査

便潜血検査は，消化管の出血の検出，大腸癌の一次検査と健康検診やドックで広く行われている．グアヤック法，オルトトリジン法など化学的便潜血法と，ヒトヘモグロビンを用いる免疫学的検査がある（「②便潜血検査」の項を参照）．

（吉田恵三子）

2 便潜血検査

A．化学的便潜血反応（定性）

原理は，図Ⅲ-27に示すようにヘモグロビンのペルオキシダーゼ様反応を利用している．ヘモグロビンのペルオキシダーゼ反応によって過酸化水素はH_2OとO_2に分解され，グアヤックはO_2によって酸化され青緑色に呈色する．しかしペルオキシダーゼ活性はヒトのヘモグロビンだけでなく，動物のヘモグロビン，ミオグロビン，キャベツ，ほうれん草などの黄緑色野菜に多く含まれる．したがって，この方法では偽陽性に出ることがあり，それを防ぐために検査3日前より潜血食とするなど厳重な食事制限が必要である．一方，食道・胃・十二指腸など上部消化管の出血ではヘモグロビンが変性することがあり，化学的便潜血反応は出血場所によっては有効である．

図Ⅲ-27 化学的便潜血反応の原理

$$2H_2O_2 \xrightarrow{\text{ペルオキシダーゼ}} 2H_2O + O_2$$

$$O_2 + \text{グアヤック} \longrightarrow 酸化$$

オルトトリジン
（無色）　青緑色

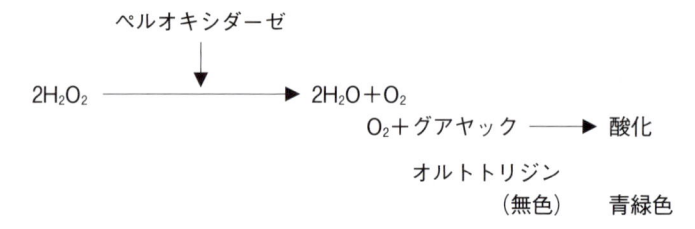

B．免疫学的便潜血反応（定量）

免疫学的便潜血反応は健康検診や人間ドックなどで通常行われている方法で，ヒトのヘモグロビンに特異的に反応するため，化学法のように食事制限の必要がない．しかし，ヘモグロビンは胃液や消化酵素により容易に変性し，抗原性を失う．そのため免疫法は上部消化管の出血を確実にとらえることはむずかしい．専用機器も開発され，定量値の信頼性も高い．その定量値は病変の大きさや連続して疾患をフォローアップできるなど定量化の意義は大きい．方法はラテックスを用いた免疫比濁法や金コロイドを用いた比色法などがある（図Ⅲ-28）．

図Ⅲ-28 免疫学的便潜血反応の原理

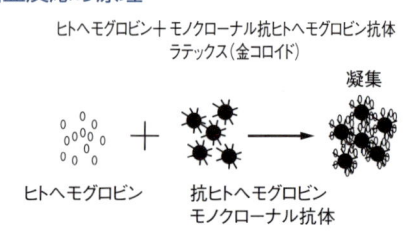

ヒトヘモグロビン ＋ モノクローナル抗ヒトヘモグロビン抗体
ラテックス（金コロイド）

ヒトヘモグロビン ＋ 抗ヒトヘモグロビンモノクローナル抗体 → 凝集

（吉田恵三子）

3 吸収検査

栄養障害の原因をみる検査で，脂肪染色，脂肪定量などが行われている．
便中の脂質は，健常者では脂質をたくさん摂取しても便中の総脂肪排泄量はそれほど増加しないが，吸収不良状態では経口摂取された脂肪が消化管で吸収されず，多く排泄される．便の脂肪を証明することにより消化吸収障害のスクリーニングを行うことができる．

A．便中脂肪の検出（脂肪染色）

1日あたり50〜60gの脂肪を負荷した状態で行う．自然排出した便を採取後ただちに脂肪染色を行い，深橙色に染まった脂肪球を観察し，証明する．

検査法　脂肪染色
① マッチ棒大の便をスライドガラスにとる．軟便はそのまま，固形便は水を加えて混和し，その一部を用いる．
② 36％酢酸溶液を1滴滴下し，ガラス棒で混和する．
③ その上にSudan Ⅲ染色溶液4（95％エチルアルコール450ml＋Sudan Ⅲ 4g）を1滴滴下し，ガラス棒で撹拌する．
④ バーナーで軽くあぶり，カバーガラスをかけて鏡検する．脂肪球は深橙色として観察される．

基準値　弱拡大（×100）で1視野10個以内

臨床的意義　便脂肪滴の増加は膵液，胆汁酸分泌能低下，胃での撹拌不良，消化管での吸収面積の低下，小腸繊毛の萎縮などによる消化吸収障害を示唆する．

B．便中 α_1-アンチトリプシン（α_1-AT）の検出

α_1-ATは肝臓で合成される内因性蛋白であり，腸管腔へ漏出してもα_1-ATはプロテインインヒビターであり，トリプシン，キモトリプシンなどの酵素阻害作用を有する．そのためα_1-ATは酵素による消化を受けず，抗原性を保ったまま，消化，吸収されず，糞便中に出現するので，α_1-ATを測定することによりアルブミン漏出を間接的に証明できる．蛋白漏出性胃腸炎を疑わせる低アルブミン血症の診断には血漿アルブミンの消化管腔への漏出の証明が必要である．血漿アルブミンの消化管腔への漏出の証明する検査には^{51}CrCl$_3$便クリアラ

ンス，^{99}Tc 標識アルブミンシンチグラム，α_1-AT クリアランスなどがある．α_1-AT クリアランスは簡便で比較的信頼性も高くよく用いられている．

検査法

α_1-AT クリアランス
便は1日蓄便する全量を測定（ml）したあと，全量の2～3倍量の生理食塩液を加え均一にして，その一部を3,000 rpm，15分間遠心する．遠心後，上清を免疫学的方法で定量する．

計算

α_1-AT クリアランス（ml/日）$= V \times F / P$

〔V：便量（ml/日），F：便中 α_1-AT（mg/dl），P：血清 α_1-AT（mg/dl）〕

基準値

13 ml/日（20 ml/日以上を示す場合は蛋白漏出の存在を示唆する）

臨床的意義

クローン病など腸管病変の活動期で増加する．

文献
1) 吉田恵三子：便ヘモグロビン検査と定量値を報告する意義．検査と技術, 28(2)：2000.
2) 三浦総一郎ほか：α_1-antitrysin 試験．消化器科, 5(6)：633～640, 1986.
3) 福田直子ほか：大腸癌検診における免疫学的便潜血検査の定量値に関する検討．日消集検誌, 39(4)：7, 2001.

（吉田恵三子）

4 寄生虫検査

寄生虫の寄生はどのような宿主，どのような部位にでもできるわけではなく，それぞれ特定の種類の宿主，部位を選んで寄生するものが多い．また，寄生虫の顕微鏡検査の材料は糞便が主体であるが，そのほかに喀痰，尿，血液などがある．それぞれ寄生虫の種類により効果的な材料，検査方法を用いる必要がある．(「アドバンスコース」は小活字で示した．)

実習目的

①代表的な寄生虫検査法について知り，正しく操作できる．
②寄生虫卵の特徴を理解し，鑑別することができる．

検査材料

検体には感染性の病原体などが含まれている可能性があるので取り扱いには十分注意し，検査終了時には手指を消毒し，検体，使用器具の後処理は感染性物質として扱いには万全を期する．

＜糞便＞

検体量は十分にとる（5gくらいは必要）．容器は清潔で密閉できるものを使用する．採取した検体はできるだけ新鮮な状態で検査する．特に，原虫類の栄養型は時間がたつと運動性やそのほか重要な特徴が失われるため，ただちに検査する必要がある．すぐに検査できないときは孵卵器（37℃）に入れて保温する．その他の場合は糞便の腐敗や虫卵・虫体の変化を防ぐため，冷暗所（3〜5℃）に保存する．ただし，鉤虫の培養検査が目的の場合は，5℃以下では死滅するため約10℃で保存する．長期間保存する場合は通常10％ホルマリン液で糞便を溶かして保存する．その他の固定保存液としてMIF液やPVA固定封入液などがある．

＜腸管液＞＝アドバンスコース
採取後なるべくすみやかに直接塗抹法にて検査する．多量にあれば遠心後の沈渣を塗抹する．すぐに検査できない場合は冷暗所に保存する．

＜泌尿・生殖器＞＝アドバンスコース
腟内分泌物，尿道分泌物，尿，前立腺分泌物があり，直接塗抹法で鏡検する．尿の場合は，遠心後の沈渣を鏡検する．トリコモナス原虫は，気温が低い場合は運動が不活発または停止したりするので，検査まで保温しておく必要がある．その他，ビルハルツ住血吸虫卵などは冷暗所に保存する．

＜血液＞＝アドバンスコース
バンクロフト糸状虫およびマレー糸状虫のミクロフィラリアは夜間（午後10時から午前2時ごろ）に末梢血中に最も多く出現するので，夜間に耳朶または指頭採血する．血液厚層塗抹標本にてミクロフィラリアの有無を，血液薄層塗抹標本にて種の鑑別をする．染色は通常，Giemsa染色が用いられる．マラリア原虫やトリパノソーマは耳朶または指頭採血で血液厚層塗抹標本や血液薄層塗抹標本をつくり，Giemsa染色する．

＜喀痰＞＝アドバンスコース

錆色または粘血部分を直接塗抹法にて検査する．多量の場合は5% NaOHで2～3時間溶解し，2,500 rpm，3分間遠心後の沈渣を塗抹する．肺吸虫卵は糞便検査よりも喀痰検査のほうが一般に検出率が高い．

＜その他＞＝アドバンスコース

脳脊髄液，リンパ節穿刺液，各臓器の穿刺組織などは基本的にはすみやかに検査する．液性の検体は直接塗抹法で，量が多い場合は遠心後の沈渣を使用し，Giemsa染色またはWright染色して鏡検する．穿刺組織などはスタンプ標本や病理組織標本を作製する．その他，虫卵や幼虫が検出しにくい場合は免疫学的検査法にて検査する．

表Ⅲ-10 寄生虫検査法の種類と対象寄生虫

分類	方法		検出できる虫卵
直接塗抹法	カバーグラス薄層塗抹法		回虫卵，原虫類
	セロファン厚層塗抹法		線虫類，吸虫類，条虫類全般の虫卵
集卵法	浮遊法	飽和食塩水浮遊法	鉤虫卵，東洋毛様線虫卵
		硫酸Mg食塩水浮遊法	
	遠心沈澱法	MGL法	蠕虫類の虫卵，原虫類
		AMS Ⅲ法	吸虫類の虫卵
培養法	濾紙培養法		鉤虫，東洋毛様線虫，糞線虫
	瓦培養法		
	ミラシジウム培養法		日本住血吸虫
特殊検査法	蟯虫卵検査	セロファンテープ法	蟯虫卵，無鉤条虫
		NIH肛囲法	
	肺吸虫卵検査	直接塗抹法	肺吸虫卵
		集卵法（喀痰）	
血液組織検査法	血液	薄層塗抹法	血液内寄生原虫および糸状虫類のミクロフィラリア
		厚層塗抹法	
	組織	スタンプ標本	組織内寄生原虫および蠕虫類
		病理組織標本	
免疫学的検査法	虫卵，幼虫が検出できないもの		

糞便寄生虫検査法

A．虫卵検出法

＜直接塗抹法＞

少量の便を直接観察する．回虫など産卵数の多いものや，寄生虫が多数感染しているときに適している．操作が簡単なのでスクリーニング検査に使用される．

●カバーガラス薄層塗抹法（直接薄層塗抹法）（**図Ⅲ-29**）

（使用器具）

スライドガラス，カバーガラス（18×18 mm），竹串

（試薬）

生理食塩液

（方法）

①スライドガラスに生理食塩液を1滴のせ，竹串などでゴマ粒大の糞便（約3〜5 mg）をとり，よく混和する．

②気泡が入らないように静かにカバーガラスをかける．

図Ⅲ-29　カバーガラス薄層塗抹法

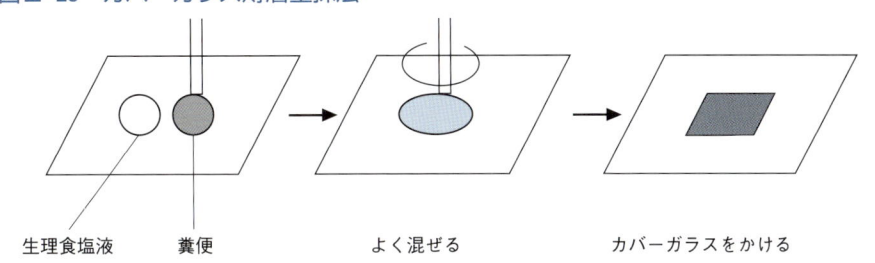

・カバーグラスをかけたとき，はみだしたり，一部にしかいきわたらないことのないように，あらかじめスライドガラスにのせる生理食塩液の量を加減する．
・標本の濃さは，下に置いた新聞紙の文字が読めるくらいにする．原虫検査の場合は薄めにする．
・標本3枚は鏡検する．これで理論的には回虫の雌1匹の寄生でも検出できるが，他の産卵数の少ないものでは多数寄生以外では検出不可能である．
・鏡検に時間がかかるときは，周囲をマニキュアで封入しておく．ただし，原虫検査（栄養型）の場合はすぐに鏡検する．（死滅による運動性の消失，自己融解のため検出できなくなる．）

●セロファン厚層塗抹法（図Ⅲ-30）

（使用器具）

スライドガラス，割り箸，ゴム栓または試験管，グリセリン浸漬セロファン紙（規格600番，厚さ40 μm，大きさ約30×20 mm をマラカイトグリーン・グリセリン液に一晩以上浸漬したもの）

　　＊マラカイトグリーン・グリセリン液

　　　蒸留水　　　　　　　　　500 ml

　　　グリセリン　　　　　　　500 ml

　　　3%マラカイトグリーン液　5 ml

（方法）

①糞便を小豆大よりやや小さめ（60〜70 mg）にとり，スライドガラス上にのせる．

②上からマラカイトグリーン・グリセリン液浸漬セロファンをかぶせる．

③ゴム栓または試験管の腹でセロファンからはみださないように薄く均一にのばす．

④20〜30分くらいおき，便がやや透明になってから鏡検する．

・下に置いた新聞紙の文字がかろうじて読めるくらいの厚さにのばす．
・長くおくと，卵殻の薄い虫卵は変性して見えなくなるので，少なくとも1時間以内に鏡検する．

図Ⅲ-30　セロファン厚層塗抹法

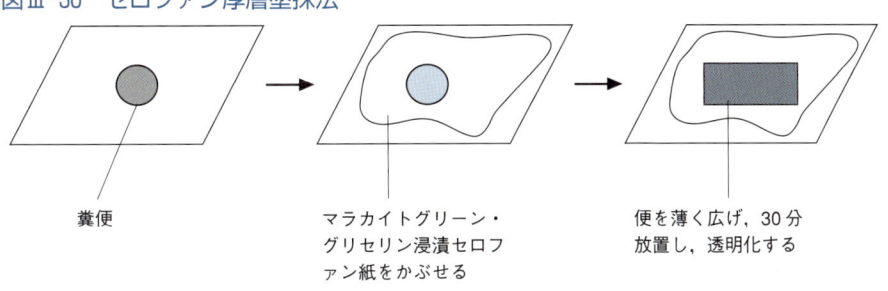

<集卵法>

●浮遊法（飽和食塩水法）（**図Ⅲ-31**）

鉤虫卵，東洋毛様線虫卵など比重の軽い虫卵の検出に適する．

（使用器具）

試験管，割り箸，試験管立て，スライドガラス，カバーガラス（18×18 mm）

（試薬）

飽和食塩水（比重1.2）

  蒸留水   100 ml

  NaCl   40 g

 加温溶解したものの上清液を使用する．

（方法）

①試験管に飽和食塩水を1/3ほど入れ，糞便を大豆大（0.5～1.0 g）とり，割り箸などでよく撹拌する．

②これを試験管立てに立て，飽和食塩水を管口から盛り上がるくらいまで加え，30～45分間静置する．

③カバーガラスを盛り上がった液面に軽く触れる．

④付着した液を下にして，そのままスライドガラスにのせて鏡検する．

- 最初に糞便をよく溶かし，虫卵と糞便を遊離させること．
- 長くおきすぎるとかえって浮上した虫卵数が減少する．
- 使用するカバーガラスはきれいなものを用いる．

図Ⅲ-31　飽和食塩水法

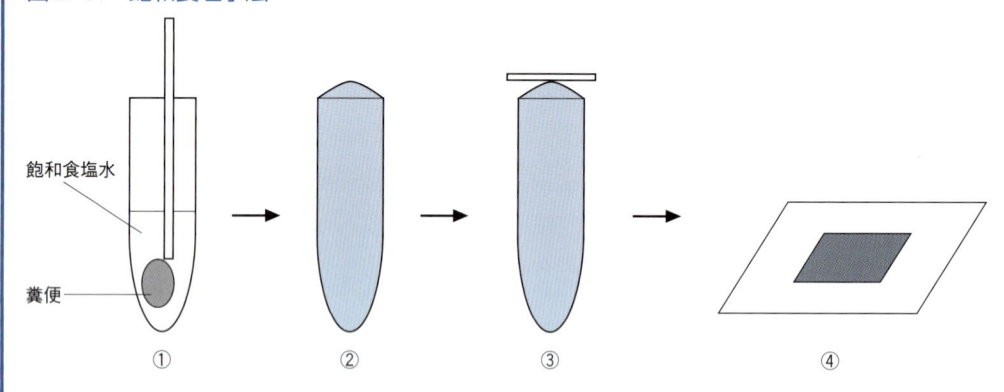

●遠心沈殿法〔MGL法（ホルマリン・エーテル法）〕（**図Ⅲ-32**）

各種虫卵，幼虫，原虫囊子が検出可能．ホルマリン固定によって沈渣の保存ができる．

（使用器具）

試験管，割り箸，試験管立て，スライドガラス，カバーガラス（18×18 mm），漏斗，ガーゼ，ゴム栓，竹串

（試薬）

生理食塩液，10%ホルマリン水，エーテル（ジエチルエーテル）

- エーテルは引火性があるので，近年は酢酸エチルが代わりに使用されてきている．

（方法）

①生理食塩液を加えた試験管に糞便を大豆大（0.5～1.0 g）とり，よく撹拌する．

②これを1枚のガーゼで遠心管に濾過する．

図Ⅲ-32　MGL法

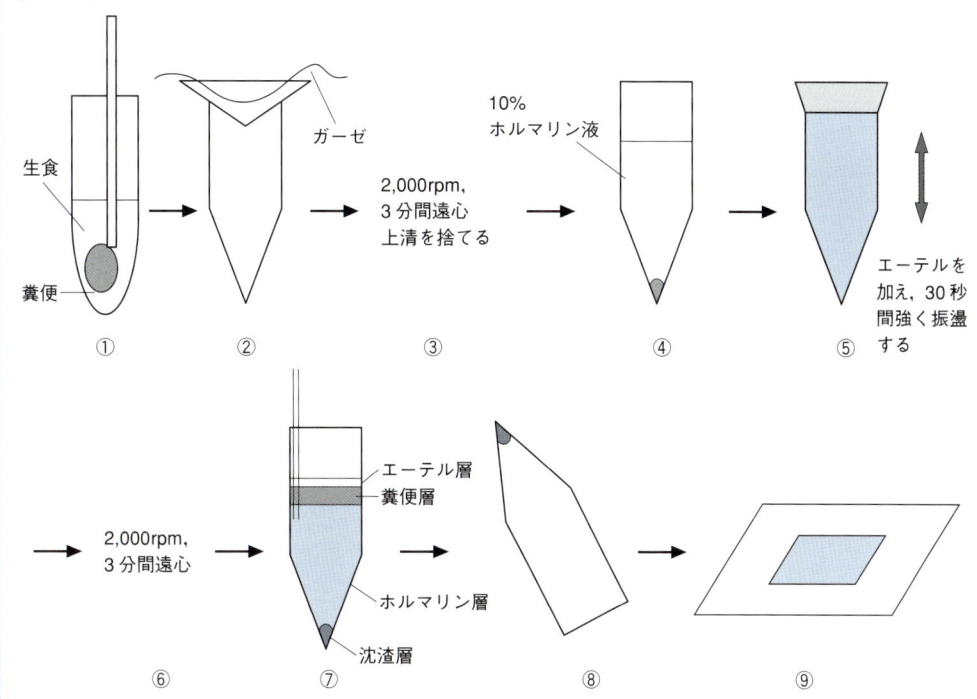

③2,000 rpm，3分間遠心し，上清を捨てる．
④沈渣に10％ホルマリン水を約7 ml加えてよく攪拌し，15〜30分間放置して固定する．
⑤エーテルを約3 ml加え，ゴム栓をし，約30秒間強く振盪する．
⑥ゴム栓を静かに外し，2,000 rpm，3分間遠心する．
⑦上からエーテル層，糞便層，ホルマリン層，沈渣層に分かれるので，糞便層を竹串で管壁からはがす．
⑧勢いよく管を傾け，内容を捨てる．
⑨残った沈渣をピペットでよく混ぜ，スライドガラスの上に1滴のせ，カバーガラスをかけて鏡検する．

・最初に糞便をよく溶かすこと．
・ゴム栓をして振盪するとき，しっかり指で押さえておかないとゴム栓が飛ぶので注意する．
・糞便層を分離するために，エーテルを加えてからの振盪はしっかり行うこと．

B．培養法＝アドバンスコース

糞便中の鉤虫卵，東洋毛様線虫卵，糞線虫ラブジチス型幼虫をフィラリア型の感染幼虫まで発育させ，虫種の鑑別を行うため行われる．また，住血吸虫のミラシジウムを孵化させて検査する方法もある．

＜濾紙培養法＞（図Ⅲ-33）
（使用器具）
中試験管，濾紙（2 cm×15 cm，長い方向で中央に折り目をつける），割り箸，試験管立て
（方法）
①濾紙の上下4 cmを除いた片面に0.5〜1.0 gの糞便を均等に塗布する．
②4〜5 mlの水を入れた中試験管に，糞便を塗った濾紙を入れ，下端を水中に浸す．

- 糞便は薄く均等になるように塗布する．厚いと虫卵の孵化率は悪くなる．
- 濾紙の糞便塗布部分は水中に入らないようにする．
- 糞便中のアメリカ鉤虫は0℃，一昼夜でほぼ完全に死滅するので，20〜30℃の温度を保ち，乾燥させないように保存する．
- 外界では虫卵が孵化しない寄生虫卵の場合にはこの方法を用いることができない．
- フィラリア型の幼虫は感染の危険性があるので取り扱いに注意し，材料は煮沸処理をすること．

③上部はパラフィルムなどで蓋をする．
④20〜30℃で10〜14日間放置する．
⑤濾紙を抜き取り，管底の幼虫をピペットで吸い取ってスライドガラス上にとり，弱く火炎固定もしくはヨード・ヨードカリ液を1滴加えて幼虫の運動を停止させて観察する．

図Ⅲ-33 濾紙培養法

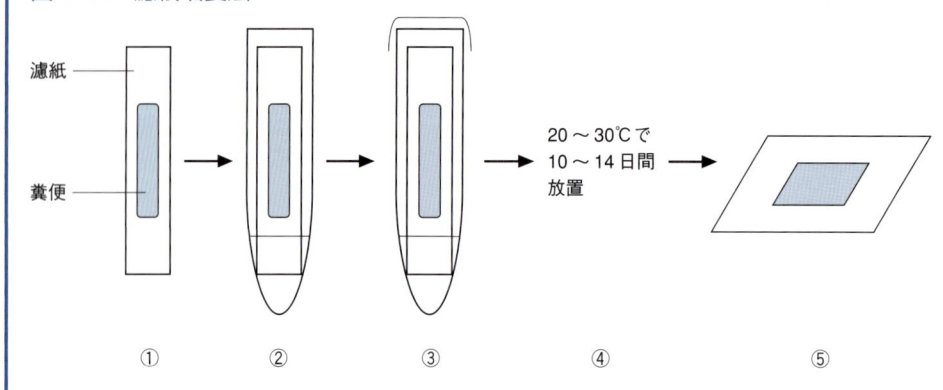

濾紙
糞便

① ② ③ 20〜30℃で10〜14日間放置 ④ ⑤

C．虫卵検出（線虫類，吸虫類，条虫類）

寄生虫の鑑別には大きさ，形，色，卵殻とその付属物，卵内容があげられる．一般に虫卵の大きさを比較するとき，回虫卵を基準に小型，大型と考える．また，卵殻の形態，卵内容のそれぞれの特徴を理解しておく（**表Ⅲ-11，-12**参照）．
(☞**カラー口絵60**)

D．原虫検出（栄養型，オーシスト，シスト）＝アドバンスコース

糞便に排出される原虫には栄養型，オーシスト，シストなどがあり，それぞれの虫種，発育段階に応じた検査法を行わないと検出できなくなる．また，複数の方法を用いて検査する必要がある．オーシスト，シストは感染力や消毒薬抵抗性が強いので，取り扱いや使用器具，廃液処理には注意する．一般に下痢便では栄養型，また有形便ではシストが検出される．

＜栄養型の検出＞
●生鮮薄層塗抹標本の作製
運動性のある栄養型（赤痢アメーバ，ランブル鞭毛虫，腟トリコモナスなど）の検出に最適．
（方法）
できるだけ新鮮な材料をスライドガラスにとり，カバーガラスをかけて鏡検する．そのままでは鏡検しにくい場合は温めた生理食塩液を1滴のせ，そこに鏡検しやすい濃さ（糞便の黄褐色がわずかに見える程度）に検査材料を溶かし，カバーガラスをかけて鏡検する．
＊ヨード・ヨードカリ染色
（試薬）
①保存液
　　ヨウ化カリウム　　10 g
　　ヨウ素　　　　　　5 g
　　蒸留水　　　　　　100 ml

- 材料はできるだけ新鮮なものを使用し，なるべく1時間以内に検査する（死滅，自己融解して検出できなくなる）．
- 栄養型を検査するときは保温に注意する．冷えると運動性がなくなり，死滅する．
- ヨード・ヨードカリ液を加えると運動性はなくなり，細胞質が淡黄色から茶色に染色され，核やカリオソームが判別できるようになる．

表Ⅲ-11 主要人体寄生虫卵の鑑別点

	虫卵名	大きさ（μm）	形，色	卵殻の性状	卵内容	備考
線虫類	回虫卵（受精卵）	50〜70×40〜50	短楕円形，黄褐色	厚く，金平糖状の蛋白膜あり	単細胞，卵殻との間に空隙あり	蛋白膜の取れた虫卵は無色
	回虫卵（不受精卵）	60〜100×40〜60	長楕円形，黄褐色	受精卵よりも薄く，蛋白膜は不明瞭	大小の油滴状顆粒	不整楕円形の虫卵も多い
	鉤虫卵	56〜72×35〜40	短楕円形，無色	著しく薄く，1本の線にみえる	4〜8細胞に分裂	東洋毛様線虫卵との鑑別が必要
	東洋毛様線虫卵	90〜95×43〜45	砲弾形，無色	鉤虫卵よりやや厚い	16細胞，卵殻との間に空隙あり	一端は他端よりとがる
	蟯虫卵	50〜60×20〜30	柿の種形，黄褐色	厚く，前端はとがり，一側は直線状	2つに折れ曲がった幼虫	卵殻はガラス様，気泡との鑑別必要
	鞭虫卵	50〜54×20〜23	岐阜提灯形，黄褐色	厚く，両端に栓がある	単細胞	ビヤ樽形ともいう
条虫類	日本海裂頭条虫卵	65〜75×45〜53	楕円形，淡褐色	やや厚く，卵蓋を有する	1個の卵細胞と多数の卵黄細胞	マンソン裂頭条虫卵は両端がとがる
	無鉤条虫卵	30〜40×20〜30	類円形，淡黄褐色	卵殻は脱落し，放射状の幼虫被殻	六鉤幼虫	有鉤条虫卵との区別は困難
	縮小条虫卵	60〜80	円形，黄褐色	厚く，幼虫被殻との間にゼラチン様物質	六鉤幼虫	六鉤幼虫は直径が28〜36μm
	小形条虫卵	44〜52×36〜44	楕円形，無色	薄く，幼虫被殻から糸状物が出る	六鉤幼虫	六鉤幼虫は直径が16〜19μm
吸虫類	肝吸虫卵	27〜35×12〜20	徳利形，淡黄褐色	卵殻と卵蓋との接合部は肥厚し突出	有毛幼虫	卵殻の表面に亀甲状の模様あり
	横川吸虫卵	28〜32×15〜18	楕円形，淡黄色	卵殻と卵蓋との接合部は肥厚せず	有毛幼虫	上記のような模様なし
	日本住血吸虫卵	70〜100×50〜70	短楕円形，淡黄色	薄く，卵殻の周りに粘液層がある	有毛幼虫	卵蓋なし，一端に小棘あり
	肺吸虫卵	70〜100×50〜65	不整楕円形，黄金色	厚く，明瞭な卵蓋あり，後端は肥厚	1個の卵細胞と多数の卵黄細胞	卵細胞と卵黄細胞の区別は困難
	肝蛭卵	130〜140×79〜90	長楕円形，淡黄色	薄く，明瞭な卵蓋あり	1個の卵細胞と多数の卵黄細胞	著しく大きいので注意

表Ⅲ-12 寄生虫卵検索表

卵殻に蓋あり	大型，長径120 μm以上，長楕円形			肝蛭卵
	中型，長径50〜100 μm	不整楕円形，黄金色		肺吸虫卵
		楕円形，無色		日本海裂頭条虫卵
	小型，長径35 μm以下 内容：有毛幼虫	卵蓋に接する部に肥厚あり，卵殻に紋理，徳利形		肝吸虫卵
		卵蓋はなめらかに卵殻に接続，卵形，楕円形		横川吸虫卵
卵殻に蓋なし	内容：線虫の幼虫，柿の種形			蟯虫卵
	内容：有毛幼虫，短楕円形，卵殻に小突起があるが，見にくい			日本住血吸虫卵
	内容：六鈎幼虫	放射状の厚い褐色の幼虫被殻あり，卵殻なし		無鈎条虫卵
		卵殻の中に幼虫被殻	円形，間に糸状構造なし	縮小条虫卵
			楕円形，間に糸状構造あり	小形条虫卵
	内容：多細胞	短楕円形，無色，4〜8細胞，薄い卵殻		鉤虫卵
		砲弾形，無色，多細胞，厚みのある卵殻		東洋毛様線虫卵
	内容：単細胞，卵殻厚い	岐阜提灯形，黄褐色，両端に栓様構造あり		鞭虫卵
		短楕円形，黄褐色，蛋白膜あり		回虫受精卵
	内容：油滴顆粒状，黄褐色，細長く不整形，蛋白膜は不明瞭			回虫不受精卵

図Ⅲ-34 主要人体寄生虫卵模式図

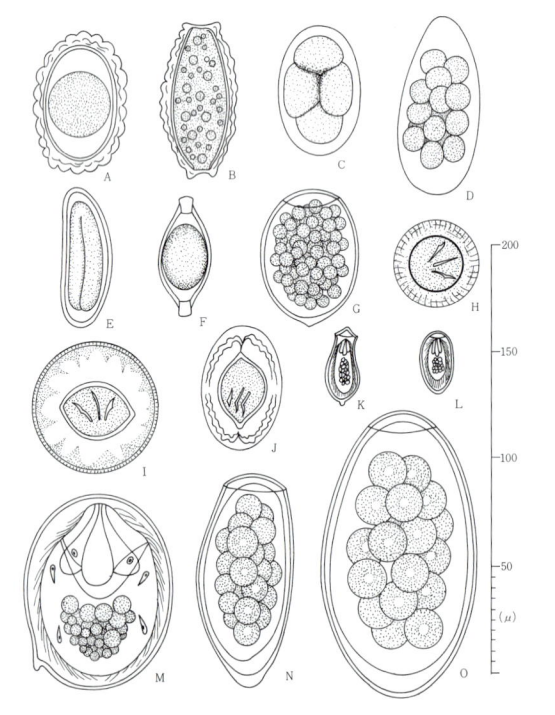

A：蛔虫受精卵
B：蛔虫不受精卵
C：鉤虫卵
D：東洋毛様線虫卵
E：蟯虫卵
F：鞭虫卵
G：広節裂頭条虫卵
H：無鈎条虫卵
I：縮小条虫卵
J：小形条虫卵
K：肝吸虫卵
L：横川吸虫卵
M：日本住血吸虫卵
N：肺吸虫卵
O：肝蛭卵

表Ⅲ-13 各種線虫のフィラリア型幼虫の鑑別点

鑑別点	ズビニ鉤虫	アメリカ鉤虫	東洋毛様線虫	糞線虫
鞘長（μm）	557〜754	600〜746	780〜820	鞘は虫体に密着
虫体長（μm）	533〜714	530〜725	650〜750	520〜540
虫体幅（μm）	20〜31	22〜30	20〜25	15〜17
概形	一様に細長い	体中央部がやや太い	最も細長い	最も細く，短い
頭端	幅広く，平坦	幅狭く，丸みを帯びる	やや丸みあり，鞘と虫体と密着	幅狭く，やや平坦
口腔棘	細く，不明瞭	厚く，明瞭	不明瞭	不明瞭
食道の長さ	体長の1/4以下	体長の1/4以下	体長の1/4以下	体長の1/3以上
食道と腸の接続部	腸の幅は食道より狭く，中間に2個の四角形の細胞あり	腸の幅は食道より広く，両者は直結するようにみえる	食道，腸ほぼ同幅で接合部は不明瞭	腸は食道より幅狭い
腸管腔	ほとんど真直ぐ	ほとんど真直ぐ	稲妻形に屈曲	ほとんど真直ぐ
生殖原基の位置	腸管中央より後方	腸管中央より前方	腸管のほぼ中央	腸管の中央
尾部	虫体は徐々に細くなり，先端は鈍	肛門部より急に細くなり，先端は尖る	虫体部の先端は鈍で丸い	鞘の後端に逆V字形の切れ込みあり
鞘の紋理	不明瞭	明瞭	不明瞭	不明瞭

　　ヨウ化カリウムを完全に溶かしてからヨウ素を溶かす．褐色ビンで室温保存．
　　1年間使用可能．
②使用液
　　原液：蒸留水＝1：5に混和し，褐色ビンで保存．約2週間使用可能．
（方法）
①少量の使用液と検体をスライドガラスにとる．
②カバーガラスの角で検体と混和して鏡検する．

表Ⅲ-14 消化管および泌尿生殖器寄生原虫類の検査法

原虫名	生鮮薄層塗抹（＋ヨード染色）	ホルマリン・エーテル法＋ヨード染色	ショ糖遠心沈殿法 抗酸染色	ギムザ染色	トリクローム染色またはコーン染色	その他
赤痢アメーバ 栄養型 シスト	適	検出可 適	不適 不適	不適 不適	適 適	DFA
ランブル鞭毛虫 栄養型 シスト	適 検出可	検出可 適	不適 不適	検出可 検出可	適 適	
腸トリコモナス	適	不適	不適	適	検出可	
クリプトスポリジウム	不適	不適	適	不適	不適	DFA
イソスポーラ	検出可	検出可	最適	不適	不適	
サイクロスポーラ	検出可	検出可	最適	検出可	不適	
バランチジウム 栄養型 シスト	適 検出可	検出可 適	不適 不適	不適 不適	検出可 適	
ブラストシスチス	検出可	適	不適	検出可	検出可	培養
微胞子虫	不適	不適	不適	不適	不適	＊
腟トリコモナス	適	不適	不適	検出可	不適	培養

DFA：直接蛍光抗体法，＊：トリクローム染色変法や蛍光染色

（所見）
アメーバやランブル鞭毛虫などのシストや栄養型の細胞質は淡黄色から茶色に染色され，核やカリオソームも判別できる．

●永久染色標本の作製

アメーバ類の分類には核の観察が重要で，ゴモリ（Gomori）のトリクローム（trichrome）染色変法やコーン（Kohn）染色変法などの染色標本を作製する．ランブル鞭毛虫やトリコモナスにはギムザ（Giemsa）染色が用いられる．生検など組織材料からは通常のパラフィン包埋切片の hematoxylin-eosin 染色と PAS 染色を行う．

＊ゴモリのトリクローム染色変法

（試薬）
①固定液（シャウジン液）
　　飽和昇汞水　　　2容
　　（煮沸水 100 ml に昇汞 7.0 g を溶解する）
　　無水アルコール　1容
　使用時，この混合液 100 ml に氷酢酸 5 ml 加える．
②染色液（室温で約 2 時間保存可能）
　　クロモトロープ 2R　　0.6 g
　　ライトグリーン　　　 0.3 g

```
リンタングステン酸      0.7 g
氷酢酸                 1 ml
蒸留水                 100 ml
```
(方法)
①糞便をスライドガラスに薄く塗抹し,乾かないうちに固定液に入れる.(30～60分)
②ヨードアルコール(70％アルコールにヨードを加え,琥珀色にしたもの)に浸漬.(2分)
③70％アルコール.(2回,各2分)
④50％アルコール.(2分)
⑤水洗.(2分)
⑥染色.(2分)
⑦90％アルコールで素早く洗う.
⑧無水アルコール.(3回,各1分)
⑨キシロールで透徹,封入

＊コーン染色変法
(試薬)
①基本液
```
    90％エタノール         170 ml
    100％メタノール        160 ml
    酢酸                  20 ml
    液状石炭酸             20 ml
    1％リンタングステン酸   12 ml
    蒸留水                618 ml
```
②染色液
```
    クロラゾール・ブラック   5 g
    基本液                 1,000 ml
```
＊基本液と染色液の調製に手間がかかり,使用までに4～6週間の熟成期間が必要(市販品あり).

(方法)
①糞便をスライドガラスに塗抹し,乾かないうちに染色液に入れる.(3～4時間)
②スライドガラスの染色液を濾紙で吸い取る.
③ただちに95％エタノールに浸漬.(20秒)
④100％エタノール.(2回,各2分)
⑤キシロールで透徹.(2回,各2分)
⑥封入.

(所見)
単染色なのでトリクローム染色に比べ対象物を検出しにくいが,固定と染色が同時にでき,核やカリオソームも区別できる.

> 固定液は水銀を使用するため,ほとんど使用されない.使用時は廃液処理に注意する.

＜シスト,オーシストの検出＞

シストの検出にはMGL法で集シストを行い,ヨード・ヨードカリ液で染色して鏡検する.永久染色標本の作製にはトリクローム染色やコーン染色を行う.
オーシストの場合はイソスポーラやサイクロスポーラはMGL法で検出可能.また,これらは自家蛍光を有するので,標本を蛍光顕微鏡のU-励起光で観察すると青白く輝いて見える.なお,クリプトスポリジウムはMGL法では検出困難なのでショ糖液による浮遊法を行う.

＜クリプトスポリジウムの検出＞
●簡易迅速ショ糖浮遊法
(試薬)
ショ糖液（比重1.3）
　　サッカロース　　　100 g
　　蒸留水　　　　　　64 ml
　　液状フェノール　　1 ml
　　加温しながらスターラで撹拌，溶解する．室温で長期間保存可能．
(方法)
①スライドガラスに下痢便の少量（約25 µl）をとり，その横に約2倍量のショ糖液をのせ，両者をよく混和する．
②カバーガラスをかけ，3〜5分間静置する．
③コンデンサを下げ，×400にて鏡検する．（ピントは液の上層，カバーガラスの下面に合わせる．）
(特徴)
・オーシストは高比重液により液面に浮上するので液の上層部を観察する．
・オーシストは直径5 µm，類円形で，背景より明るく白く見える．内部には特徴的な顆粒が存在する．
・オーシストの大きさはほぼ均一であるが，酵母などは大小不同があり，色調も薄緑色を帯びて見える．

●ショ糖遠心浮遊法
(試薬)
ショ糖液（比重1.2）
　　サッカロース　　　500 g
　　蒸留水　　　　　　650 ml
　　液状フェノールを1％加え，撹拌溶解する．室温で長期間保存可能．
(方法)
①試験管に約2 mlの下痢便をとる．
　（大きな夾雑物を除くため，金属製の茶漉しか，湿らせたガーゼ2枚で濾過する．糞便が濃い場合は水を加えて薄める．）
②ショ糖液を約5 ml加え，ピペットでよく混和する．
③さらにショ糖液を加えて混和する．
　（液面が試験管口から1 cm下になるまで加える．）
④2,000〜2,500 rpm，5分間遠心する．
⑤白金耳を液の表面に接触させて液をスライドガラスにとり，カバーガラスをかけて鏡検する．
　（ピペットでは検出されるオーシスト数が著しく減少する．）
(特徴)
　簡易迅速ショ糖浮遊法に比べ，視野中の夾雑物が少ないため検出が容易である．

E．幼虫，成虫体＝アドバンスコース

●消化管寄生の幼虫，成虫検査
幼虫検査
糞便中の糞線虫ラブジチス型幼虫を虫種の鑑別が容易なフィラリア型幼虫まで発育させるため，濾紙培養法（「培養法」の項参照）を行う．また，糞線虫の幼虫検出のため普通寒天平板培地法が用いられる．アニサキス幼虫は内視鏡検査で確認，摘出される．

＊普通寒天平板培地法
①寒天培地を入れたシャーレの中央に糞便を拇指頭大（1～3 g）置く．
②28℃で2日間培養．
③幼虫がいれば寒天表面に虫の這い回った痕を認める．

成虫検査

糞便内に自然に排出したもの，駆虫剤により駆除排出したものなどで，回虫・蟯虫などの成虫，条虫の片節などがある．保存と同定のため圧平染色標本をつくり，カルミン染色する．また，有鈎条虫と無鈎条虫の鑑別には排出された受胎片節の墨汁注入法が用いられる．

＊圧平染色標本〔カルミン（carmine）染色〕
①生理食塩液で洗った虫体を2枚のスライドガラスにはさみ，両端を糸でしばってAFA液で1～24時間固定する．
②虫体を50％アルコールで30分2回洗浄し，70％アルコールに移す．
③標本をカルミン染色液に1～8時間浸して染める．
④70％アルコールで2回洗浄して染色液を除く．
⑤標本が薄いピンク色になるまで0.5％塩酸アルコールで脱色，さらに70％アルコールで数回洗浄して塩酸を抜く．
⑥80％，95％アルコールを通して脱水する．（各1時間）
⑦キシレン1容，95％アルコール3容に1時間，キシレン1容，95％アルコール1容に1時間，キシレン3容，95％アルコール1容に1時間通して標本の透徹を行う．
⑧パーマウントなどで封入する．

＊墨汁注入法
固定していない片節の生殖孔より26ゲージ針で墨汁を注入すると，子宮の側枝が染め出される．
子宮側枝数：有鈎条虫は7～10本，無鈎条虫は20～30本．

●組織寄生の幼虫，成虫検査

血液中のミクロフィラリアは血液厚層塗抹法，膜濾過法，Knott法で検査する．皮膚に寄生するオンコセルカのミクロフィラリアは検皮法にて検査する．幼虫移行症を起こす旋毛虫，有鈎嚢虫，包虫などでは生検や外科的摘出により虫体を得る．

文献
1) 金子清俊, 谷口博一：臨床検査講座/医動物学, 医歯薬出版.
2) 植村清ほか：寄生虫学テキスト（第2版）. 文光堂, 2003.
3) 鈴木了司：寄生虫卵図鑑. 菊屋書房, 1974.
4) 吉田幸雄：図説人体寄生虫学. 南山堂, 2006.

（池内和代）

4 その他の体液 <アドバンスコース>

1 胸水，腹水，心嚢水

胸水は胸腔，腹水は腹腔，心嚢水は心膜腔に貯留する液である．それぞれは胸膜，腹膜，心膜からかたちづくられ，扁平状の漿膜で中皮細胞によって形成されている．健常者では胸水や腹水は 50 ml 以下，心嚢水では 10〜30 ml の漿液があり，潤滑剤の役割をしている．炎症や悪性腫瘍によって増量するが，その性状により滲出液と濾出液に区別され，臨床的意義も違ってくる．

表Ⅲ-15 は滲出液と濾出液の特徴を示したものである．心膜炎では大量の心嚢水をみるが，その原因は結核，リウマチ，悪性腫瘍である．悪性を疑うときには細胞診を行う．腫瘍マーカーの測定も行われる．細胞数算定は，用手法では血液中の白血球数算定と同様，チュルク液で10倍希釈して Bürker-Türk（ビュルケル・チュルク）計算盤で有核細胞数を算定する．

細胞同定は，塗抹やサイトスピンなどで標本を作製し，Giemsa（ギムザ）染色，Wright（ライト）染色で染色し観察する．

滲出液，濾出液ともに，末梢血中にみられる血液細胞のほか，中皮細胞，組織球，腫瘍細胞が出現する．

表Ⅲ-15 滲出液と濾出液の鑑別

	滲出液	濾出液
比重	1.018 以上	1.015 以下
蛋白量	4 g/dl 以上	2.5 g/dl 以下
フィブリン	多量	微量
細胞種類	多核白血球，リンパ球	中皮細胞，組織球
細胞数	多い（10^3個/μl 以上）	少ない（10^3個/μl 以下）
成分	血漿成分に似る	リンパ液と同じ
胸・腹水蛋白/血清蛋白	0.5 以上	0.5 以下
LD	200 U/l 以上	200 U/l 以下
胸・腹水LD/血清LD	0.6 以上	0.6 以下
病態，疾患	漿膜の炎症，悪性腫瘍の転移，浸潤	うっ血性心不全，肝硬変，ネフローゼ，門脈閉塞

2 関節液

関節に炎症など病的変化が生じたときは，その疾患特有の検査所見を呈することがあり，関節液検査は関節疾患の診断に有用となる．

関節は関節軟骨，滑膜，関節液からなり，関節液にはムチン（ヒアルロン-蛋白複合体），血液由来の血清成分，細胞成分が含まれている．

関節に炎症があると，関節液が貯留，増量する．通常，膝関節穿刺がよく行われ，検査に用いられる．一般検査では外観性状，ムチン塊，蛋白量，細胞，結晶鑑別検査を行う．

■ 関節液採取

2本採取し，1本は外観性状，ムチン塊テストに用い，もう1本は抗凝固剤（ヘパリン）および関節中のヒアルロン酸を分解させるヒアルロニダーゼを入れておき，細胞算定，結晶鑑別など顕微鏡検査に用いる．

■ 細胞検査

①細胞数の算定

細胞数算定は，用手法では血液中の白血球数算定と同様に行うが，チュルク液ではヘパリンの影響で混濁し算定が困難となるので，生理食塩液などで10～100倍希釈してBürker-Türk計算盤で有核細胞数を算定する．ヒアルロニダーゼ処理では自動血球計数器を用いてもよい．

②細胞種類の検査

- 標本作製：ヒアルロニダーゼ処理した検体を1,500 rpm，5分遠心し沈渣を作製する．
- 塗抹方法：沈渣を1滴，スライドガラスにとり，カバーガラスで引く．引ききらず，途中で引き終わる．細胞数により，希釈し，サイトスピンなどで行う方法もある．細胞は変性しやすいのですぐにドライヤーなどで乾燥する．
- 染色方法：ギムザ染色，ライト染色を行う．
- 算定方法：血液細胞と同様で100～200個の細胞を鏡検し分類する．

関節液中の細胞の種類は血液細胞，好中球，リンパ球，好酸球，単球のほか，組織球，滑膜細胞，形質細胞，Reiter細胞（好中球を貪食している細胞），RA細胞（好中球に微細，大型顆粒）がみられる．

■ 結晶検査

結晶誘発性関節炎を引き起こす原因とされている，尿酸ナトリウムおよびピロリン酸カルシウムがある．これの鑑別として偏光顕微鏡による結晶鑑別が行われている（**表Ⅲ-16**）．

表Ⅲ-16 関節液の結晶（鋭敏色偏光装置による結晶鑑別）

結晶の種類	形態	大きさ，所在	複屈折性	鋭敏色偏光像	関連性
尿酸ナトリウム	針状 桿状	1～80（10～20）細胞内外	強い 負	黄色 90度青色	痛風
ピロリン酸カルシウム	四角形板状 菱形板状	2～30（10）細胞内外	弱い 正	青色 90度黄色	偽痛風，軟骨石灰化症
ヒドロキシアパタイト	小塊状 小球状 桿状	1～2 細胞内	強い		石灰性関節周囲炎，変形関節炎，炎症性関節炎
コレステロール	方形板状	細胞外	強い		慢性滲出液，変形性関節炎，関節リウマチ
コルチコステロイド	針状	細胞内外	種類による		関節内注射

3 気管支肺胞洗浄液（broncho-alveolar lavage fluid；BALF）

気管支洗浄（BAL）は生理食塩液を用いて肺，気管支を洗浄するもので，洗浄後の液を用いて，細胞数算定，ギムザ（ライト）染色にて細胞分類，フローサイトメトリを用いた細胞の特定，細胞診などの検査が行われている．

細胞数算定，細胞分類は胸水，腹水と同様である．出現細胞は好中球，好酸球，好塩基球，リンパ球，単球，組織球，線毛上皮細胞である．細菌性肺炎では細胞数増加とともに好中球が優位である．マイコプラズマ肺炎ではリンパ球が多くみられ，サルコイドーシスや過敏性肺炎では細胞数が多く，リンパ球優位である．好酸性肺炎では好酸球が著しく増加する．

4 腹膜灌流液（peritoneal lavage fluid）

灌流液は，人工腎透析，血液浄化などに用いる液で，半透膜の性格をもつ腹膜を利用して血液浄化を行っている．広く行われているのは連続携行式腹膜灌流（CAPD）で，小児，高齢者，心臓血管系に障害のある人，腎不全の初期に適している．しかし腹膜炎も起こしやすく，その排液で細胞数算定，細胞分類を行い，発症の早期予知などに役立てている．細胞数は正常 $25/\mu l$ 以下であるが，腹膜炎になると $100/\mu l$ 以上となり，好中球が 50％以上を超える．細胞数算定，細胞分類は胸水，腹水と同様である．

5 精液

近年，男子不妊症，生殖機能で精子数減少が問題となってきている．2000年に日本泌尿器科学会によって監修された「精液検査標準化ガイドライン」に従って検査法をまとめた．

■ 精液の液化
採取した精液を室温か37℃に約15～60分静置し，5 mlのディスポシリンジを用いて泡が立たないように吸入，排出を繰り返し行う．

■ 肉眼的所見
液化後，肉眼的所見を観察する．
血精液症：微赤色で顕微鏡で赤血球を認める．
膿精液症：混濁していて顕微鏡で白血球を認める．

■ 精液量の測定法
重量法にて測定する．秤量単位は0.1 gまで測定できるものを用いる．空の容器をあらかじめ量っておき，採取後，精液重量を測定する．比重1として1.0 g＝1.0 mlとして精液量を換算する．

■ pHの測定
射精後1時間以内に測定する．pH試験紙を用いる．精液1滴を試験紙に落とし，30秒後に判定する．pH 7.0未満では射精管閉塞症や先天性精管欠損症で閉塞性無精子症を疑う．

■ 精子運動率の測定
①均一化した精液10 μlをスライドガラスにのせ，22×22 mmのカバーガラスをのせる．
②100倍で鏡検し，粘液糸，精子凝集の有無，分散状態を確認する．
③400倍で観察し，精子の運動性を4つに分類する．
　　A：速度が速く，直進する精子
　　B：速度が遅い，あるいは直進性が不良な精子
　　C：頭部あるいは尾部の動きを認めるが前進運動していない精子
　　D：非運動精子

表Ⅲ-17 精液検査の基準範囲

精液量	2.0 ml以上
pH	7.2以上
精子濃度	20×10^6/ml以上
総精子数	40×10^6以上
精子運動率	50%以上
精子正常形態率	15%以上
精子生存率	75%以上
白血球数	1×10^6/ml未満

表Ⅲ-18 精液所見の表記法

正常精液	基準を満たすもの
乏精子症	精子濃度 20×10^6/ml未満
精子無力症	運動率50%未満
奇形精子症	正常形態15%未満
乏精子-精子無力-奇形精子	精子濃度，運動率，奇形率がすべて異常
無精子症	精液に精子が存在しない
無精液症	精液が射出されない

5カ所以上の視野で200個以上の精子を分類する．3回行い，平均値を測定値とする．

運動率はA＋Bの割合（％）で示す．

■ 精子濃度の測定法

＜希釈倍率の決定＞

運動率を測定した標本を用いて1視野（400倍）に見える精子数により希釈倍率を決定する．

  希釈倍率 15精子以下→5倍希釈
      15〜40精子→10倍希釈
      40〜200精子→20倍希釈
      200精子以上→30倍希釈

希釈する精液は100 μlとし，希釈率に合わせて希釈液を添加する．希釈後よく混和する．

＜希釈液の組成＞

・0.1% TritonX-100（TritonX 1 mlを生理食塩液1,000 mlに溶解）
・1.0%ホルマリン（炭酸水素ナトリウム50 gと35%ホルマリン10 mlを蒸留水1 lに溶解）

位相差顕微鏡を用いないときは上記組成にトリパンブルー0.25 g/lあるいはゲンチアナバイオレット5 ml/lを加える．

＜算定法＞

Bürker-Türk式計算盤または改良型Neubauer式血球計算盤を用いる．

①血球計算盤でカバーガラスでニュートンリングをつくり，希釈した精液10〜15 μlを流し込み，湿潤箱に5分静置させる．

②Bürker-Türk式計算盤では，中央の16個の中区画をすべて測定する．総数をnとすると1 ml中の総精子数（X）は，

  $X(ml) = n \times 25/16 \times 希釈倍率 \times 10^4$

改良型Neubauer式血球計算盤では，中央の25個の中区画をすべて測定する．1（中）区画は1/25 mm²，（小）区画は1/400 mm²．総数をnとすると1 ml中の総精子数（X）は，

  $X(ml) = n \times 25/25 \times 希釈倍率 \times 10^4$

■ 精子の正常形態率の算定法

＜塗抹標本の作製＞

血液塗抹標本を作製の方法の要領にて行う．すぐに乾燥させる．

＜染色法＞

Papanicolaou（パパニコロウ）染色：永久標本．
Diff-Quik法：簡便法として行うが，永久標本にはならない．

＜観察法＞

油浸100倍の対物レンズを用い，1,000倍で染色標本を観察する．200以上の精子を形態分類する．

無精子症の診断法：無精子症が疑われる場合には精液全量を500g, 15分遠心する．沈殿を鏡検して精子を認めなければ無精子症とする．

<分類>
頭部異常，頸部・体部異常，尾部異常，細胞小滴異常に分類する．

<精子正常形態率算定法>
正常精子と異常精子を200以上観察し，その精子正常形態率を算定する．

<精液中の白血球の検出法>
ペルオキシダーゼにて染色して算定する．1×10^6/ml 以上の白血球を認めれば膿精液症とする．

<精子生存率の算定法>
不動精子が50%以上の場合は原則としてエオジン染色を行い精子生存率を算定する．無染を生存精子とし，赤染を死滅精子と判定し，精子生存率（%）を算定する．

検討課題

①体液の滲出液と濾出液との違いを知る．
②関節液結晶の鑑別と意義を理解する．

レポート課題

①体液の成分の分析と意義，細胞の鑑別の考察．
②関節液結晶の鑑別と意義の考察．
③精液の測定の手技，判定と意義の考察．

文献
1）日本泌尿器学会監修：精液検査標準化ガイドライン．2003.

（吉田恵三子）

Ⅳ

実習計画モデル

IV 実習計画モデル

1 学内実習

1 標準モデル

標準「実習予定表」の策定にあたって

臨床検査技師学校養成所指定規則および養成所指導要領で規定されている教育設備や教育機器をはじめ，新しく教育カリキュラムで定められた目標などの範囲において，実習が行える教育内容を基準とした．

また，「一般検査学」は大綱カリキュラムの専門分野で，教育内容の「生物化学分析検査学」に体系づけて，臨床検査学の専門総合科目に該当するものととらえ，カリキュラム履修の順次性を配慮して一般化学実習・生化学実習などの基礎専門科目を習得したあと，各専門科目実習に入る前段階での履修を前提としている．

標準実習書策定に関する基準

①履修単位：1単位（45時間）とする．
②授業時間：授業1時限を45分とし，午後の13時より16時10分（4時限）の半日とする．
（午前に組むと時間に追われ実験途中でも切り上げなければならないケースが生じる．）
③履修期間：週1回を標準とした．（週2回あるいは12日間連続履修など状況により考える．）
④履修時期：3年教育では1年後期から2年前期，4年制大学では2年後期または3年前期．

検体・試料の確保

①尿検査は自分の尿について行うことを基本とする．学校は余分な尿検体を分けてもらい，正常な尿と異常陽性を示した尿ごとに分別して蓄尿容器にプールしておく．異常尿や検討実習用あるいは実技試験の試料などは，必要に応じてプール尿に標準物質を添加するか，既存物質を変質させるなどの加工をする．その他，特殊な成分尿の場合は市販のコントロール尿を用意する．

②便検査および寄生虫検査の検体は，動物（イヌ）の便や，マッシュポテトと味噌などを単独あるいは適量混ぜ合わせたものをベースに，検査目的の標準物質あるいは虫卵などを混ぜた擬似便を準備する．

説明・同意書（学内実習におけるインフォームドコンセント）

学内実習は実際の患者あるいはその検体で行うことはむずかしく，一般に学生間でのロールプレイングと実習生の検体で行われる．学内実習を始める前に，学校は教育効果と実習内容の到達度を高めるための必要性と，結果や検体を他の目的に供することがないなど十分な説明を行い，学生は学校から説明された内容を理解し納得したうえで「説明・同意書」を交わしておく．

項目表示がされない実習目標

(1) "基本的態度・習慣"の醸成

一般検査学に限らず学内実習のほとんどは，グループ単位で課題に取り組むのが原則であるが，この協働実験は実習効率を上げるための作業分担だけが目的ではない．すなわち，"基礎的知識"や"基本的技能"は，個人が考え手足を動かして習得できるが，臨床検査技師の心構えとして情意の領域（チーム医療への姿勢，患者や親族に対する配慮，自己の職業能力の限界を知る，など）は，講義や実習項目に掲げて習得できるものではない．

「臨地実習」は現代医学のチーム医療スタッフとして，協働・協調性の素養を身につける重要なインターンシップで，この実践学習へ出る前に"基本的態度・習慣"を培っておくには，"検討課題"や"課題実習"などの討論を行い，グループ内やグループ間のコミュニケーションのとり方や，プレゼンテーション力など，共同作業を通して文字や数式で表せないノウハウや知恵の人間力を養う．

(2) 実習時間外の学習内容

実習という学習科目は"予習"なしに受けるということでは，患者がOTC検査薬で使用説明書に従って行う検査と変わらず，専門知識と基本的技能を身につけることはできない．

また，実習レポートに追われる復習が精一杯とよく聞く悲鳴は，定時間外学習の色合いが強い下記事項（予習）について，しっかりなされていればレポートの80％以上でき上がっているといってよい．もちろん，これら事項は目先だけの目的だけでなく，検査のプロフェッショナルを目指し習慣づけることも大切である．

①実習準備：実習内容の予習，試薬・試料の調製，実験手順書（プロトコルの作成と打ち合わせ，課題調査）の作成を行う．
②後片付け：実験結果の整理，整理整頓，清掃，機器の整備，安全点検などを行う．
③グループ討論および検討課題などの発表会を実施する．

2 アドバンスコース

標準実習予定表（**表Ⅳ-1**）に青字で示したアドバンスコースの項目や内容は，高度な知識や技能を必要とする選択肢だけではない．一般検査学から外れた定量分析の内容や実験を伴う検討課題，それに実習用の試料確保がむずかしい項目も選んである．

検査試薬や特殊染色液あるいは簡易型の測定機器など準備できれば，全員で行える項目や，班単位で行うことを基準にして3テーマの［課題実習］を挙げたが，班単位の自由実習として希望する実施可能なテーマを課題実習とすることもよい．これら，実習項目の選択や履修形式を標準実習履修1単位（45時間）にうまく組み入れ，弾力的な実習シラバスを策定する．

課題実習—1

試験紙法のウロビリノゲン陰性（−）確定　（精度管理）

健常者尿中のウロビリノゲンは（±）〜（1+）であり，臨床的に重要な意味をもつ陰性（−）の確定判定が試験紙法の場合はできない．試験管法（エールリッヒのアルデヒド反応）で確認を行ってみる．

ウロビリノゲン陰性（−）の試料は，実習グループの学生尿で工夫して得ることも課題である．

課題実習—2

尿試験紙法の蛋白判定基準の検証　（精度管理）

尿蛋白定量分析は臨床化学の領域になるが，スルホサリチル酸比濁法（キングスベリー・クラーク法）の検量線と試験紙の感度を確認する．

検討課題

「検査データ」の読み方と問題解決

尿試験紙法の目視判定で（±）を示した．尿の一般性状は異常を認めず沈渣も正常であった．そこで確認検査したところ，スルホサリチル酸法では（+）であったが，混濁の形成がゆっくりしていた．さらに煮沸法では（−）〜（±）で，プットナム（Putnum）法によるBJ蛋白は陰性であった．なお，キングスベリー・クラーク（Kingsbury-Clark）法の尿中蛋白定量値は70 mg/dlであった．これまでの検査情報から（±）は蛋白質であるか・ないかを判定して，さらに確認を行うにはどのような分析検査のステップを踏めば確定されるか検討する．

課題実習—3

救命救急のPOCT

①乱用薬物スクリーニング検査キット．

IV 実習計画モデル

表 IV-1 一般検査学実習（標準実習予定表）　　　　　　　　　　　　1単位（45時間）

区分		検査項目	回数	実習内容
1-1	尿	検体の取り扱い	1	採尿法，防腐および保存
		一般性状検査	1	尿量と比重，色調・臭気と混濁の鑑別，（浸透圧）
		腎機能の一般検査	1	濃縮試験・希釈試験（尿量，比重，色調，ほか）
1-2		試験紙検査施行上の注意	2	項目の種類，保存法，基本操作法，判定，（精度管理）
		試験紙検査	2	pH，糖，蛋白，潜血，ウロビリン体，ケトン体，ビリルビン，白血球，亜硝酸塩，細菌尿
1-3		試験管法施行上の注意 検査試薬の調製	3	項目の種類，保存法，基本操作法，判定，（精度管理）
		試験管法検査	3	糖質・蛋白・ウロビリノゲン（またはケトン体）（ヘモグロビン，特殊蛋白，ほか）
1-4		検討課題と自由実習 試験紙法，試験管法	4	目視判定による誤差要因，検体取り扱い誤差要因，偽陽性・偽陰性反応，患者検体による症例
1-5	沈渣	尿中有形成分 無染色標本とS染色標本	5	血球類，上皮細胞類，円柱類，結晶・塩類，微生物・寄生虫類，その他
1-6		異常標本の鏡検と特殊染色 偏光顕微鏡での観察	6	Prescott-Brodie（プレスコット・ブロディ），Sudan（ズダン），Lugol（ルゴール）
2-1	髄液	採取法（シミュレーション）	7	体位の状態，採取部位，液圧測定
		検体の取り扱い	7	色調，比重，混濁，反応（pH）
		定性検査	7	グロブリン反応，膠質反応
2-2		細胞数算定・細胞の種類	7	算定方法，細胞の種類
2-3		定量検査	7	総蛋白定量，グルコース定量，クロール定量
3-1	糞便	潜血反応	8	触媒法，免疫法
		脂肪	8	脂肪染色
3-2		寄生虫	9	直接塗抹，セロファン集卵法，虫卵観察
4-1		OTC & POCT 救命救急のPOCT	10	妊娠検査薬，尿微量アルブミン，自己血糖測定器，乱用薬物スクリーニング，血糖簡易検査など
4-2	穿刺	穿刺液	10	胸水・腹水，CADP排泄液，（精液検査）
5*	点検	総合演習 実技試験（4時限）	11	試験紙の扱い，尿蛋白（直火）煮沸法，沈渣標本の判読，虫卵標本の判読，ほか
6*	評価	実習試験（2時限）	12	ペーパー試験および試験問題の解説，口頭試問（知識の認知度と理解度の評価）

5*，6* 区分は実習評価（実技試験，口頭試問，客観評価）
青字はアドバンスコース選択肢の項目と内容

②血糖簡易測定（自己血糖測定機器）．
③その他，必要に応じ測定機器リースおよび検体（擬似検体）など学校が準備して行う．

> **検討課題**　　グループ単位で調査，文献考査しクラス討論を行う

①救命救急医療でPOCTを実施すると考えられる医療従事者を調べ，その多様性を知る．
②手術室やICU，NICUなどは緊急検査の必要性が高く，それぞれの部門ごと

で個別にPOCTを行った場合の弊害について検討し，POCTシステム構築の必要性を認識する．

<課題の主旨>
POCTは生体検査や血液検査が多く，一般検査実習として異論があると思われるが，実際に診療の場でPOCTを導入し始めたころ，検査室の対応窓口はほとんど「一般検査室」が担っており，実学である一般検査学に組み入れるのが自然で，実習目的はPOCTシステムそのものを知って運用の問題点を認識することが主眼である．

(辰喜亮介)

2 臨地（病院）実習

IV 実習計画モデル

1 標準モデル（3日間終日の実習を想定した）

一般目標（GIO）

①検体の採取，検査，保存の技術を知り，検体の大切さ，重要性を認識する．＜技術＞
②各検査に必要な器具・機器の準備，操作，管理など一連の検査技術を獲得する．＜技術＞
③検査データの精度管理，成績管理など検査管理技術を実施する．＜技術＞
④学内の講義・実習で学んできた知識・技術が検査現場でどのように応用され，実践されているかを認識する．＜知識＞
⑤一般検査業務の流れを知り，各検査の必要性（重要性）を認識する．＜知識＞
⑥一般検査情報と疾患との関係を知るとともに，病態解析に興味をもつ．＜知識＞
⑦検査に対する責任と自覚を身につける．＜情意＞
⑧スクリーニング検査としての一般検査を認識し，臨床検査の大切さを自覚する．＜情意＞
⑨臨床検査技師としての自覚を認識する．＜情意＞

到達目標（SBO）

①検体の採取法，保存法を述べる．
②尿定性および定量試験法を行い，その結果を解釈する．
③主な検査機器の作動原理を述べる．
④簡単な尿沈渣鏡検の判定を行う．
⑤各便潜血検査法を実施し，その結果を判定する．
⑥便寄生虫卵検査法を実施する．
⑦一般検査の基本的な精度管理，成績管理法を述べる．
⑧主な検査項目の検査目的，臨床的意義，基準範囲を述べる．
⑨スクリーニング検査の意義について説明する．

⑩一般検査をするうえでの臨床検査技師としての心構えを述べる．

履修ずみおよび予習項目

①尿検査の代表的な検査法を確認する．
②糞便検査の代表的な検査法を確認する．
③尿沈渣作製法および頻出する尿沈渣物を理解する．

実習内容

●1日目
便検査
①性状を観察する．
②潜血反応の各方法について原理，感度および特徴を知る．
③寄生虫卵の各検査法について操作手順，試薬の役割，および特徴を知る．
④代表的な寄生虫卵の判別法，特徴を知る．

・性状（下痢便，タール便，潜血便か判別）
・潜血反応（抗ヒト Hb 法），便潜血スライド法（オルトトリジン法）
・寄生虫卵
　　直接法――直接薄層塗抹法，セロファン厚層塗抹法
　　集卵法――浮遊法：硫酸 Mg 食塩水法
　　　　　　沈殿法：ホルマリン・エーテル法（MGL 法）

●2日目
尿定性検査（pH，蛋白*，糖*，アセトン，ビリルビン，潜血反応，ウロビリノゲン，比重）
①各項目における原理，判定法，注意事項，結果の解釈などについて理解する．
②各項目における誤差要因について理解する．　　　（*代表的な定量法も知る．）

・試験紙の目視判定
・試験紙の自動読み取り装置
・用手法による尿定性検査
　　スルホサリチル酸法
　　ワーレス・ダイアモンド法
　　イクトテスト法
　　屈折計による比重の測定

●3日目
尿沈査鏡検
①標本を正しく作製する．
②染色方法とその特徴および偏光フィルタの使用法を知る．
③沈査成分の見方と表現方法を知る．
④尿量，色，混濁，臭気，定性結果，沈査所見を総合して，それぞれの関連性

および臨床的意義について考える．

実習評価

①実習態度，実習レポート
②1日目にプレテスト実施（予備知識の把握）

タイムチャート ＜例＞

日数＼時間	AM 8 9 10 11 12 PM 1 2 3 4 5時
1日目	洗浄 　SBO①・プレテスト実施　　・虫卵鏡検　　・潜血反応 　寄生虫卵検査　　　　　　　　　　　　　　　　後片付け
2日目	洗浄 　SBO①・尿定性検査説明　　・尿沈渣鏡検（偏光像観察） 　　（誤差要因の把握）　　　・目視　無染，S染色 　SBO②，③・尿定性試験　　　　　　　　　　　後片付け
3日目	洗浄 　SBO②，③・尿定性試験　　・尿沈渣鏡検（偏光像観察） 　自動尿分析器の原理説明　　・目視　無染，S染色　後片付け

2 アドバンスコース
標準モデル以外に次の実習を行う．

ルーチンワークの実践（実施）

一般検査は依頼が多く，一部を省き簡便にできるのが特徴である．実際の検査を通して，検査の流れ（依頼から報告まで），検査実施，精度管理，メンテナンスなどを身をもって経験することが大切である．臨床検査の実際の概要が理解できることを期待する．

尿沈渣鏡検の充実

臨床検査の現場では，実際に多数の尿沈渣像が出現する．数多くの顕微鏡像を観ることによって確認できる沈渣像の確認を増やす．日常的に頻出する尿沈渣像を判断できることを目標とする．

（市村輝義）

【編者所属】

市村 輝義
　一般社団法人日本臨床検査学教育協議会名誉会員
　元関西医療大学保健医療学部臨床検査学科教授
　元天理よろづ相談所病院天理医学技術学校副学校長

辰喜 亮介
　元湘央医学技術専門学校副校長

【著者所属】

市村 輝義
　上記

辰喜 亮介
　上記

水上 紀美江
　湘央医学技術専門学校臨床検査技術学科主任

野崎 司
　東海大学医学部付属病院臨床検査技術科科長補佐

吉田 恵三子
　元天理よろづ相談所病院臨床検査部

池内 和代
　元天理よろづ相談所病院臨床検査部

臨床検査学実習書シリーズ
一般検査学　実習書　　ISBN978-4-263-22326-0

2011年 4月25日　第1版第1刷発行
2023年 1月10日　第1版第4刷発行

　　　　監　修　一般社団法人
　　　　　　　　日本臨床検査学教育協議会
　　　　編　者　市　村　輝　義
　　　　　　　　辰　喜　亮　介
　　　　発行者　白　石　泰　夫
　　　　発行所　医歯薬出版株式会社
　　　　〒113-8612 東京都文京区本駒込1-7-10
　　　　TEL　(03)5395—7620(編集)・7616(販売)
　　　　FAX　(03)5395—7603(編集)・8563(販売)
　　　　　　　　https://www.ishiyaku.co.jp/
　　　　　　　　郵便振替番号 00190-5-13816

乱丁，落丁の際はお取り替えいたします　　印刷・三報社印刷／製本・愛千製本所

© Ishiyaku Publishers, Inc., 2011. Printed in Japan

本書の複製権・翻訳権・翻案権・上映権・譲渡権・貸与権・公衆送信権(送信可能化権を含む)・口述権は，医歯薬出版(株)が保有します．
本書を無断で複製する行為(コピー，スキャン，デジタルデータ化など)は，「私的使用のための複製」などの著作権法上の限られた例外を除き禁じられています．また私的使用に該当する場合であっても，請負業者等の第三者に依頼し上記の行為を行うことは違法となります．

JCOPY ＜出版者著作権管理機構 委託出版物＞

本書をコピーやスキャン等により複製される場合は，そのつど事前に出版者著作権管理機構(電話03-5244-5088，FAX 03-5244-5089，e-mail:info@jcopy.or.jp)の許諾を得てください．